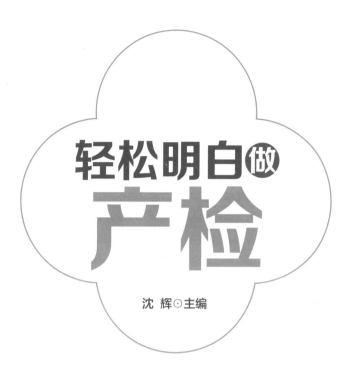

轻松明白做产检

沈 辉⊙主编

U0225703

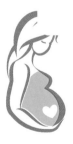

中国妇女出版社

图书在版编目（CIP）数据

　　轻松明白做产检 / 沈辉主编. -- 北京：中国妇女
出版社，2017.1
　　ISBN 978-7-5127-1385-7

　　Ⅰ.①轻…　Ⅱ.①沈…　Ⅲ.①围产期—妇幼保健—基
本知识　Ⅳ.①R715.3

　　中国版本图书馆CIP数据核字（2016）第301167号

轻松明白做产检

作　　者：沈　辉　主编
责任编辑：魏　可
责任印制：王卫东
出版发行：中国妇女出版社
地　　址：北京市东城区史家胡同甲24号　　邮政编码：100010
电　　话：（010）65133160（发行部）　　65133161（邮购）
网　　址：www.womenbooks.com.cn
经　　销：各地新华书店
印　　刷：北京通州皇家印刷厂
开　　本：165×235　1/16
印　　张：15.25
字　　数：230千字
版　　次：2017年1月第1版
印　　次：2017年1月第1次
书　　号：ISBN 978-7-5127-1385-7
定　　价：35.00元

目 录

第 1 章　做好孕前检查，安心又放心

第 2 章　孕1月，恭喜你有宝宝了

第 3 章　孕2月，孕妈妈开始出现孕吐了

第 4 章　孕3月，两颗心一起欢快地跳动

第 5 章　孕4月，孕妈妈的肚子开始变得明显了

第 6 章　孕5月，孕妈妈感受到胎动的奇妙

第 7 章　孕6月，孕妈妈开始与胎宝宝有亲密互动

第 **8** 章　孕7月，胎宝宝正在成长中

第 **9** 章　孕8月，胎宝宝喜欢准爸爸的声音了

第 **10** 章　孕9月，孕妈妈开始为分娩做准备

第11章 孕10月，宝宝随时可能出生

第12章 产后42天的新妈妈和宝宝需要注意

第 1 章

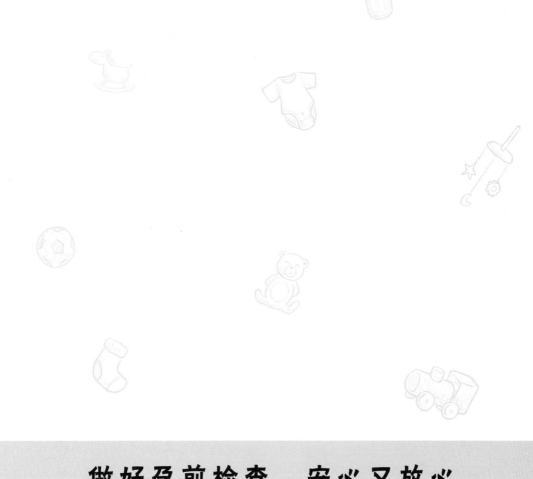

做好孕前检查，安心又放心

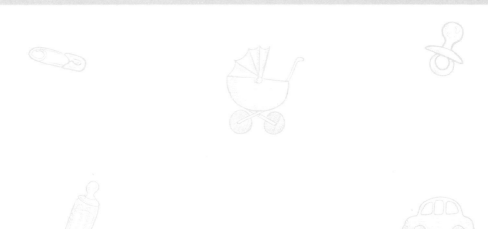

01

进行孕前检查，是
安全怀孕的基础

　　孕前检查就是指夫妻准备生育之前到医院进行身体检查，以保证生育出健康的婴儿，从而实现优生。要想生一个健康的宝宝，孕前检查非常重要。

　　孕前检查不同于常规体检，主要是针对生殖系统和遗传因素所做的检查。孕前检查最好在怀孕前3～6个月做。夫妻双方都要做相关项目的检查，健康的宝宝是健康精子和卵子的结合，所以想生宝宝的夫妻都不要忽视。孕前检查要重视生殖系统的问题，通过孕前检查可以发现有无病毒感染，避免家族史疾病遗传等先天性疾病，是保证优生优育的重要措施。另外，通过孕检可以全方位地考量孕产全过程可能出现的问题，对于准妈妈和胎儿都是十分重要的，所以孕前检查很有必要。另外，准妈妈还会做其他器官的检查，以便了解身体健康状况是否能承受妊娠这一复杂的过程，是否还存在其他的疾病，为安全怀孕打下良好的基础。

　　对于孕前检查，夫妻双方要做好充足的准备，熟知要进行检查的项目以及注意事项等，女性的检查项目有：常规血液检查、梅毒血清检查及艾滋病病毒检验、麻疹抗体检查、乙型肝炎检查、子宫颈刮片检查，口腔检查等。男性的检查项目有：精液检查、泌尿生殖系统检查、肝脏、性病及遗传疾病等。

　　女性要注意的是，检查当天要空腹，要收集少量早晨起床后第一次排的尿液，以备化验用。男性要注意的是泌尿生殖系统的检查，尤其是精液检查。

孕前检查到底什么时候做

关于孕前检查的最佳时间，一般建议在计划怀孕之前的3～6个月开始做检查。如果孕检出现问题，可以进行有效的干预治疗。而且夫妻双方都要进行检查，最好同时进行，女方检查的最佳时间是在其月经干净后的3～7天进行，检查前要节制性生活3天。

 ## 普通体检能代替孕前检查吗

很多人都会认为，自己每年都会定期地进行体检，身体很健康，没有什么问题，应该就不需要再做孕前检查了吧。这种想法是错误的。一般的体检是不能代替孕前检查的。普通体检是以最基本的身体检查为主，主要有血常规、尿常规、心电图、肝功能、肾功能等方面的检查。而孕前检查是以生殖系统以及相关的免疫系统为主，还包括遗传病史等方面的检查。孕前检查对于计划怀孕的女性来说是不容忽视的。

 ## 孕前接种疫苗有必要吗

在怀孕期间，为了减少对胎儿的负面影响，准妈妈一般都会减少接触药物，也就不会接受疫苗接种，因此，孕前接种疫苗对于孕妇和胎儿的健康来说就很有必要了。孕前接种疫苗是预防某些传染疾病最直接并且也是最有效的方法了。

1. 风疹疫苗

如果孕妈妈被风疹病毒感染，25%风疹患者会在早孕期发生先兆流产、流产、胎死宫内等严重后果。也可能会导致胎宝宝出生后先天性畸形或先天性耳聋。最好的预防办法，就是在孕前注射风疹疫苗。

注射时间：至少在孕前3个月。

免疫效果：有效率在98%左右，可达到终身免疫。

特别提醒：怀孕前未接种疫苗，怀孕早期怀疑可能感染风疹病毒，应尽快到医院做免疫性抗体IgM测定。一旦确定患有急性风疹，一般医生会劝说患者考虑终止怀孕。

2. 乙肝疫苗

母婴传播是乙型肝炎重要传播途径之一。乙肝病毒是垂直传播的，通过胎盘屏障，直接感染胎宝宝，使85%～90%的胎宝宝一出生就成为乙肝病毒携带者。其中25%的患者在成年后会转化成肝硬化或肝癌。同时，乙肝病毒还可使胎宝宝发育畸形。所以，育龄女性为了预防肝炎，并使胎宝宝免遭乙肝病毒侵害，可以注射乙肝疫苗。

注射时间：按照0、1、6的程序注射。即从第1针算起，在此后1个月时注射第2针，在6个月时注射第3针。建议在孕前9个月进行注射。

免疫效果：免疫率可达95%以上，有效期5～9年。如果有必要，可在注射疫苗后5～6年时加强注射1次。

特别提醒：部分人在打完第3针后还是不能产生抗体，或者产生抗体的数量很少，所以还需要进行加强注射。如果出现这种情况的话，最好把注射乙肝疫苗的时间提前到孕前11个月。

3. 甲肝疫苗

甲肝病毒可以通过水源、饮食传播。而妊娠期因内分泌的改变和营养需求量的增加，肝脏负担加重，抵抗病毒的能力减弱，极易被感染。因此，经常出差或经常在外面就餐的女性，更应该在孕前注射疫苗。

注射时间：至少在孕前3个月。

免疫效果：接种甲肝疫苗后8周左右，便可产生很高的抗体，获得良好的免疫力。接种疫苗后3年可进行加强免疫。

特别提醒：甲肝病毒是通过饮食、水源等途径传播的，由于在怀孕后，孕妈妈抵抗病毒的能力减弱，很容易受到感染。所以注射甲肝疫苗是必要的。

4.流感疫苗

流感疫苗属短效疫苗，抗病时间只能维持1年左右，且只能预防几种流感病毒，孕妈妈可根据自己的身体状况自行选择。

注射时间：如果准备怀孕的前3个月，刚好是在流感疫苗注射期，则可考虑注射。如果已怀孕，应询问医生安全与否。

免疫效果：1年左右。

特别提醒：准备怀孕的女性，平时一定要养成锻炼身体的习惯，不断增强体质。疫苗毕竟是病原或降低活性的病毒，虽然有效，但也并不是打得越多越好。

接种疫苗

1.并非所有的预防接种都是安全的，诸如麻疹、腮腺炎等病毒性减毒活疫苗，口服脊髓灰质炎疫苗以及百日咳疫苗，孕妈妈都应禁用。

2.凡有流产史的孕妈妈，为安全起见，均不宜接受任何防疫接种。

3.孕妈妈如果有接种疫苗的需求，则应该向医生说明自己怀孕的情况，以及以往、目前的健康情况和过敏史等，让专科医生决定究竟该不该注射，这是最安全可靠的方法。

4.准备怀孕的女性，在接种疫苗时应问清楚医生，接种多久后怀孕才安全，方可计划怀孕，尽可能避免疫苗对胎儿产生影响。一般接种疫苗，最好在孕前3个月，除非孕妈妈正处于疾病流行之中，必须接种。

02
女性孕前检查项目

 血常规

【检查内容】常规血液检查。

【检查目的】及早发现贫血等血液系统疾病，这项检查还可测得红细胞的大小（MCV），有助于发现地中海贫血携带者。

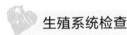 **生殖系统检查**

【检查内容】通过白带常规筛查滴虫、霉菌、支原体衣原体感染、阴道炎症、梅毒等传播性疾病。

【检查目的】检查是否有妇科疾病，如患有性传播疾病，最好先彻底治疗，然后再怀孕，否则会引起流产、早产等危险。

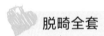 **脱畸全套**

【检查内容】包括风疹、弓形虫、巨细胞病毒三项。

【检查目的】60%～70%的女性都会感染上风疹病毒，一旦感染，特别是妊娠头三个月，会引起流产和胎儿畸形。

肝功能

【检查内容】肝功能检查目前有大、小功能两种，大肝功能检查除了乙肝全套外，还包括血糖、胆质酸等项目。

【检查目的】如果母亲是肝炎患者，怀孕后会造成胎儿早产等后果，肝炎病毒还可直接传播给孩子。

 尿常规

【检查内容】检查尿液颜色、透明度、酸碱度，细胞检查、管型检查、蛋白质检查、比重检查等。

【检查目的】有助于肾脏疾病的早期诊断，10个月的孕期对母亲的肾脏系统是一个巨大的考验，身体的代谢增加，会使肾脏的负担加重。

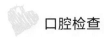 **口腔检查**

【检查内容】如果牙齿没有其他问题，只需洁牙就可以了，如果牙齿损坏严重，就必须拔牙。

【检查目的】如果孕期牙齿痛起来了，考虑到治疗用药对胎儿的影响，治疗很棘手，受苦的是孕妈妈和胎宝宝。

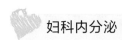 **妇科内分泌**

【检查内容】包括卵泡促激素、黄体生存激素等6个项目。

【检查目的】月经不调等卵巢疾病的诊断。

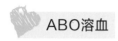 **ABO溶血**

【检查内容】包括血型和ABO溶血滴度。（检查对象为：妻子血型为
O型，丈夫血型为A型、B型，或者有不明原因的流产史。）

【检查目的】避免婴儿发生溶血症。

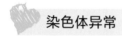 **染色体异常**

【检查内容】检查遗传性疾病。

【检查目的】有遗传病家族史的育龄夫妇检查染色体是否异常。

03
孕前检查不单单是她的事

健康的宝宝是健康精子和卵子的结晶，因此，男性的孕前检查也是必不可少的。生育是夫妻双方共同的事情，生育健康的宝宝也是夫妻双方共同的责任，虽然女性会承担更多的责任，但男性也要保证健康的身体，保证精子的质量和泌尿生殖系统的健康。

 男性的孕前检查

男性的检查主要包括一般的常规检查和特殊检查。常规检查一般有血常规、尿常规、便常规，特殊检查一般指精液检查、泌尿生殖系统、染色体异常等。其中精液检查尤为重要，很多男性的不育症都是精液异常引起的，确保精子中不会携带有梅毒、艾滋病等传染性病毒，保证精子的质量，防止宝宝出现先天性的缺陷。

男性孕前进行检查时需要禁欲3～7天，通过严格详细的孕前检查，可以提前预知精液是否有活力或是否少精、弱精，有助于孕育健康宝宝。除了以上检查外，在日常生活养成良好的习惯同样重要，要做到不喝酒、禁烟，生活也要有规律，劳逸结合，适当地锻炼，不熬夜等，饮食方面也要营养均衡。保持好心情对备孕优生也很重要。

此外，男女共同检查的项目主要有：心脏功能、血常规、生殖系统、染色体异常、肝功能等。男性生殖系统检查主要检查泌尿生殖系统，女性的检查主要是白带、生殖、免疫3项的检查，生殖系统的健康是孕育健康宝宝的前提。

 关注精液检查的相关数据

正常人的每次射精量是2毫升～6毫升，1毫升～2毫升为可疑异常，少于1毫升或大于7毫升均被鉴定为异常。正常刚射出的精液的颜色呈乳白色或灰白色，数秒后呈黏稠液状，液化后呈半透明乳白色，久未排精者呈淡黄色。如果精液呈鲜红色或暗红色则表明生殖系统存在炎症。正常精液的酸碱度为pH7.2～8.0，这会有利于中和酸性的阴道分泌物，如果pH值小于7或大于8都会影响精子的活动，不利于受孕。正常精子数应超过2000万/毫升，在排精后的30～60分钟，正常精子的存活率为80%～90%，精子的存活率低下是导致不育的重要原因。正常精液中，异常形态精子应少于10%，如果精液中异常形态精子数大于20%，将会导致不育。

04
孕前检查出现问题怎么办

孕前检查出现问题时，男女双方都要保持冷静，不要慌乱，更不要灰心，要在医生的指导下，积极配合治疗，重新计划怀孕。

如果孕期检查发现了风疹病菌，可以接受疫苗注射，在接受疫苗后的3个月内要避免怀孕。除此之外，如果乙肝表面抗体为阴性，可以进行预防接种乙肝疫苗。假如夫妻一方或双方患有性病，或感染了可造成母婴传播疾病的病毒，双方都要接受临床检查。患病一方接受治疗，性生活要采取避孕措施，待彻底治愈后再怀孕。

 ## 月经不正常会影响怀孕吗

月经不正常是有可能影响怀孕的，但并不是说月经不调就不能怀孕，只是月经不调的女性怀孕的难度会大于月经正常的女性。如果出现月经不调的症状，首先要查明导致月经不正常的原因，对症治疗，经过一段时间的调理，等月经正常后再计划怀孕会比较顺利。

月经不调直接影响女性的正常排卵，其中以无排卵型月经最常见，而无排卵必然会造成不孕。无排卵型月经主要表现为经期缩短，少于21天。稀发型月经几个月来一次，月经淋漓不尽，经量过多等。引起月经不调的主要原因是妇科疾病，如妇科炎症盆腔炎、附件炎、子宫内膜炎、输卵管炎和卵巢炎等，妇科肿瘤子宫肌瘤、卵巢囊肿、多囊卵巢综合征等，这些妇科疾病会影响甚至阻碍精卵的结合，导致不孕。

所以，如果出现了月经不调，要查明原因，避免潜藏的妇科疾病阻碍精卵的结合导致不孕。

 ## 备孕女性出现轻微贫血怎么办

备孕女性在出现轻微贫血症状时，要十分重视，因为一般严重贫血症都是由轻微贫血症引起的。在出现轻微贫血时，要及时就医治疗，补充叶酸、维生素B_{12}等。饮食方面，注意不要偏食挑食，营养均衡，保证正常的生活作息，避免晚睡、饮浓茶等不良生活习惯。此外，还要保持良好的心态。

如果在备孕期出现了轻微的贫血症，一定要谨防其转变为严重贫血症。一旦出现了严重贫血症，可以采用食疗的方法进行治疗。日常饮食中多吃一些含铁质较高的食物，可以有效地缓解贫血。此外，多吃新鲜水果和蔬菜，补充维生素，保证丰富的营养。

 ## 体重影响怀孕吗

体重与怀孕是有一定的关系的。如果女性身体比较肥胖，体内的雌激素便会增高，以致抑制其他激素水平的均衡，这样会降低受孕率。体重过轻也会影响受孕。过胖或过瘦都会使体内的内分泌功能受到影响。这样，不仅不利于受孕，还会增加婴儿在出生后第一年患呼吸道或腹泻的概率，并在孕后易并发妊娠高血压综合征、妊娠糖尿病。因此，准备怀孕的女性，无论身体过胖或过瘦都应积极进行调整，力争达到正常状态。

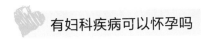 **有妇科疾病可以怀孕吗**

　　女性在患有妇科疾病时，一般是不建议受孕的，但在治愈后可以怀孕。女性在患有妇科疾病时，要及时到医院查明症状及病因，进行针对性的治疗。同时治疗期间要禁止性生活，注意外阴道的清洁，少吃或禁吃辛辣等刺激性食物，待完全治愈后再计划受孕。

　　如果怀孕的女性被检查出来患有妇科疾病，要根据病情的严重性选择恰当的治疗方式。

05

孕期营养建议

 保证每日膳食平衡

每种食物在营养方面都不完美，既有优点也有缺陷。营养学专家一直强调，要获得良好的营养不能依靠某种或某几种食物，而是应该依靠不同种类食物的合理搭配。营养的好坏不取决于某单一品种的食物，而取决于整体的膳食结构，或者说首先取决于膳食结构。因此，在营养学中有一句著名的话："没有不好的食物，只有不合理的膳食结构。"孕期饮食安排也必须首先注重膳食结构的合理性。但与普通人不同的是，孕期对平衡膳食结构的要求更高。

对普通人而言，平衡膳食的要求是比较宽松的，只要在一段时间（比如1～2周）各种食物搭配合理，平均摄入符合上述膳食指南中的推荐量就可以了，并非每天都要吃这些食物才行。假如今天吃肉多了一点儿，那明天就少吃或不吃肉；昨晚有应酬，吃了较多高蛋白的美食，那么今天的早餐就别吃鸡蛋和牛奶了，只吃一些粮食和蔬菜。

然而，孕期的情况有所不同。孕妈妈膳食平衡的要求更为严格。因为胎儿的发育速度是非常快的，日新月异。胎儿每天都需要全面的营养，这些营养都必须通过母亲的血液提供。尽管母亲体内或血液中有一定的营养储备，以供胎儿不时之需，但我们仍希望孕妈妈的饮食每天都能提供胎儿所需全部的营养。所以，孕妈妈每天的饮食都应达到平衡膳食的要求。换言之，孕期的膳食平衡应该按"一日"来建立，而不是按"一段时间"来建立。尤其是怀孕中期和晚期，更要如此。

　　每天都达到平衡膳食的要求，各类食物都完成膳食指南推荐的数量，这并非易事。尤其是很多女性在未怀孕时饮食习惯与平衡膳食的原则相去甚远，在孕期必须对原有的饮食进行大幅度的修正，这无疑增加了孕期实现膳食结构平衡的难度。比如，有些女性平时几乎是不喝奶的，怀孕后每天要喝奶300毫升～500毫升，这是很难做到的；而有些女性平时就有天天喝奶的习惯，怀孕后每天再多喝1次，这就比较容易做到了。说到底，孕期饮食不过是平时饮食的继续和提升。所以，平时即有良好的饮食习惯始终是非常重要的。不论怀孕之前的饮食习惯如何，在怀孕之后，为了自身及胎儿的健康，都应该达到膳食结构平衡，而且是按日建立的膳食平衡。

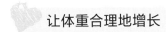 **让体重合理地增长**

　　体形变化、体重增加是怀孕带给女性最显著的外观改变之一。孕妈妈增加的体重包括胎儿、胎盘、羊水、增加的血容量、增大的乳腺和子宫、储备的脂肪等。它们显然都是为胎儿准备的。除储备的脂肪之外，其他部分的增长都是胎儿发育所必需的。所以，孕期体重增长是正常的，应该达到标准值；但并不是增长越多越好，过多的脂肪堆积对孕妈妈和胎宝宝都有不利影响。孕期体重增长是否适宜是判定营养不良或营养过剩的重要指标，控制孕期体重适宜增长是非常重要的。

1. 孕期体重增长标准

　　衡量孕妈妈体重增长有两方面的参数：一个是增长总量，即到妊娠末体重增长的总重量；另一个是增长速度，即在孕期中每周体重增长的数量。显然，在整个妊娠过程中，不但体重增长的总量要合理，而且体重增长的速度也要合适。

　　一般认为，孕前体重正常的孕妈妈在怀孕的前10周体重增长不明显，

10周内共增加0.65千克左右；10～20周，体重增长加快，每周增长0.335千克；20～30周，每周增长0.45千克；30～40周，每周增长0.335千克。或可简化为，怀孕第10周时增长到0.65千克，怀孕第20周时增长到4千克，怀孕第30周时增长到8.5千克，怀孕第40周时增长到12.5千克。

上述增长速度数值仅适用于孕前体重正常的孕妈妈，孕前体重超标或不足的孕妈妈，其体重增长速度更为复杂。每位孕妈妈可根据自己的具体情况（主要是对孕前体重的评价），制订按周计算的体重增长计划，并通过饮食和身体活动进行调整，使合理的体重增长计划得以落实。

孕妈妈应从孕中期开始每周称量和记录体重，关注并管理体重的增长。

2. 妈妈长得胖≠宝宝长得好

有人认为，孕妈妈吃得胖胖的，胎儿的营养才充足。这是一种误解。因为胎儿所需要的全部营养物质都是通过胎盘从孕妈妈血液中摄取的，也就是说，胎儿发育依赖的是孕妈妈的血液，而不是孕妈妈皮下脂肪、内脏脂肪或其他部位无处不在的脂肪组织。孕妈妈身上储备的脂肪与胎儿的发育并无关系，孕妈妈胖不胖与胎儿发育得好不好没有直接必然的关系。孕妈妈储备再多的脂肪也不会被胎儿利用。在生活中我们经常会看到一些孕妈妈自己很胖，但胎儿并不大（较轻）。这种现象随着生活水平的提高已经越来越常见了。

这些孕妈妈储备了太多的脂肪，使自身的代谢负担加重，增加了患病风险。报道称体重增加超过平均值50％的孕妈妈易诱发妊娠高血压、妊娠期糖尿病、生殖和泌尿系统感染。孕期体重增加过多还会影响产后体形恢复，产后体重潴留（肥胖）已经成为重要的公共卫生问题。

孕妈妈体重增长过多过快，所怀的宝宝往往过大，容易出现宫内缺氧、胎位不正、早破水、难产等问题，导致孕妈妈产道损伤、伤口愈合不良、新生儿产伤等情况，胎宝宝和新生儿的死亡率也明显增加。

在临床上，新生儿出生体重超过4千克即可诊断为"巨大儿"，不但增加难产和剖宫产的机会，还会影响孩子长大后的健康状况。一般认为，常见慢性病如2型糖尿病、高血压、冠心病、动脉粥样硬化等都具有胎儿起源的特征。有研究表明，体重过大的胎儿已经有胰岛素抵抗的表现，而胰岛素抵抗是上述慢性病共同的病理基础。也就是说，胎儿并不是越大越健康，体重过大的胎儿长大后更容易患上述常见慢性病。

3. 体重增长过少影响胎儿发育

孕期体重增长不足或过多都是有害的。孕妈妈的体重与血液中营养物质的多寡是有联系的。如果孕妈妈体重增长不足，那通常意味着进食不良。进食不良会导致血液中某些营养物质，如铁、锌、维生素A、维生素C等缺乏，这当然会影响胎儿发育，所以孕妈妈应避免体重增长不足。

第 2 章

孕1月，恭喜你有宝宝了

01

在家验孕，方便快捷

计划怀孕的夫妻最为关心的问题就是性生活之后多久才能确认怀孕。如果进行的是尿液检测，那么通常情况下是性生活之后的10天就可以用早孕试纸测验是否怀孕了。也可以在性生活10天之后去医院抽血进行HCG检查，这种方法是检查怀孕最准确的方法。如果是B超检查，则要在性生活之后20～35天才可以检查出来。

早孕试纸

早孕试纸是人们设计出来的一种方便女性检测自己是否怀孕的产品。在一般情况下，早孕试纸检测结果有两种：将尿液滴在试纸上的检测孔中，如在试纸的对照区出现一条有色带（有的试纸显红色，有的试纸显蓝色），表示阴性，说明未怀孕；如果出现两条则说明怀孕了。

测试时用手拿住纸条的上端，千万不要用手触摸试纸条实验区，最好是早晨的尿液。将试纸带有箭头标志的一端浸入尿杯，注意尿样不要超过MAX线，大约放置3秒钟之后取出平放。此时要观察试纸，尿HCG呈"阳性"通常情况是表示已经怀孕。此时不要着急，耐心等待10分钟之后，如果为一条红线，才可以判定为"阳性"。

早孕试纸如果存放时间过长（1年以上），或受潮，或未注意保存在正常室温条件下（不应冷藏），可能会失效，出现检测结果假阴性。

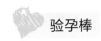 验孕棒

验孕棒的应用原理是利用尿液中所含的HCG进行检查，即人绒毛膜促性腺激素（Human Chorionic Gonadotropin，HCG），这是怀孕女性体内分泌的一种激素。这种激素存在于尿液及血液中，一般的验孕剂即是利用装置内之单株及多株HCG抗体与尿液中之抗原结合而呈现的反应判定怀孕与否。

按照包装说明使用验孕棒，观察窗中的C、T位置，如果同时出现2条紫红色线，表明已经怀孕。如果出现一深一浅，C的颜色较深，T的颜色较浅，那么表示可能会怀孕。如果观察窗中只出现一条线，则表明未怀孕。

验孕棒的应用十分广泛，使用简便，结果清晰。整个过程可以在洗手间内轻松完成，验孕棒即测即弃，既保护隐私又干净卫生，十分方便。在使用验孕棒的时候一定要注意尽量采用早晨的第一次尿液进行检测，因为这个时候的激素水平最容易被检测出来。至少要保证尿液在膀胱中起码停留4个小时才用来检测。在开始检测之前要仔细阅读说明书，准确根据每个步骤去做。

02
怀孕第1个月孕妈妈的
身体变化

　　虽然孕妈妈的身体内已经发生了巨大的变化，但绝大多数孕妈妈在这个月不会有什么明显的感觉。一些非常敏感的孕妈妈可能会在月末左右感觉总是懒懒的，甚至整天都昏昏欲睡。如果出现这种情况，最好的办法就是听从身体的召唤，想睡就睡，想吃什么就吃什么。趁着还没有明显的早孕反应，适当补充营养，因为胎宝宝虽然现在还很小，但他的大脑和心脏已经开始发育了。如果你是计划怀孕，这一时期一定要注意远离有毒有害物质，特别是不要随便用药，生病需要吃药时一定要想一想自己是否已经怀孕了。

03
学会看自己的产检报告单

孕1月，胎宝宝已经悄无声息地进入孕妈妈的子宫当中，此时如果孕妈妈出现了一些早孕的症状，可以自测或及时到医院进行检查，确认自己是否怀孕。一般情况下，医院检查孕妈妈是否怀孕的方法有2种：验血和验尿。因此，孕妈妈了解一些基本的报告单知识就很重要了。

 ## 看懂尿检报告单

尿液检查也就是我们通常所说的早孕试纸检查，尿液当中的HCG水平达到10 mul/mL，就可能检测出来。晨尿的HCG水平最高，可以接近血清的水平，所以，尿液检查最好能够以晨尿作为检查标本，这样检查更准确，阳性率更高。

尿检报告单上一般用阴性（－）和阳性（＋）来表示，一般在性生活后7～10天进行检测。如果已经怀孕，那么检测试纸就会出现阳性（＋）反应，检测报告单上会显示（＋）的符号，说明已经怀孕。不过，有一些女性的尿液当中HCG水平比较低，也有可能会检测出来呈现弱阳性。

需要特别提醒女性朋友注意的是，宫外孕、不完全流产、葡萄胎等也可能会出现阳性反应，尿液检查的结果只能够作为参考，有必要的时候还是要通过血液检查来确定是否怀孕了。

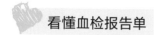 **看懂血检报告单**

　　血液检查是目前最为准确的检测是否怀孕的方法。血液检查一般在性生活后的8～10天。通过抽血检查人绒毛膜促性腺激素（HCG）和黄体酮水平，来确定是否怀孕。

　　在血液检查报告单上一般包括人绒毛膜促性腺激素（HCG）和黄体酮水平的相关数值，并且还提供了相关的参考范围。只需要根据检查结果和提供的相关数据进行对比，就能确定是否怀孕，以及怀孕多久了。

04

孕1月营养建议

 继续补充叶酸和碘

孕早期，胎儿从一个受精卵细胞开始发育成一个初具人形的胎儿，四肢、五官俱全，主要内脏器官都各就各位，胚胎发育每时每刻都在变化着。如果遇到问题，胚胎发育就会出现阻碍，导致畸形。实践表明，绝大部分胎儿畸形都是在孕早期形成的。孕早期发生的畸形与很多因素有关，如染色体遗传病、电磁辐射、吸烟或被动吸烟、酒精、农药污染、某些药物、某些病毒感染、弓形虫感染等。其中，与饮食营养有密切关系的致畸因素是叶酸缺乏和碘缺乏。所以，孕早期要注意补充或有针对性地摄入这些营养素。

1. 叶酸

叶酸是与胎儿大脑发育息息相关的营养素之一，胎儿发育需要大量叶酸以保障细胞的快速增殖。叶酸缺乏是导致胎儿神经管畸形（"无脑儿"和"脊柱裂"等）、先天性心脏病和唇腭裂等出生缺陷发生的主要原因。孕期缺乏叶酸，还可引起先兆子痫、胎盘早剥、胎儿宫内发育迟缓、早产、出生低体重儿、巨幼红细胞性贫血等。近年有很多研究表明，孕早期缺乏叶酸，哪怕是轻度缺乏，可能不会造成"无脑儿"或"脊柱裂"那样严重的畸形，但仍会损害胎儿的大脑发育，影响胎儿出生后的智力水平。因此，叶酸对于孕早期的重要性怎样强调都不过分。

近些年，随着人们生活水平的提高及孕期保健意识的增强，神经管畸形的发病率有所下降，但仍居于胎儿畸形首位。孕早期摄入充足的叶酸是最重要的保健措施之一，不但能有效预防神经管畸形，还可以降低其他畸形发生率，并促进胎儿大脑发育。

根据中国营养学会《中国居民膳食营养素参考摄入量》，孕期叶酸摄入量只要不超过每天1000微克就是安全的。每天服用400微克叶酸补充剂，再加上从食物中获得少量叶酸，极少会超过1000微克。所以，孕早期每天服用400微克叶酸补充剂是安全、有效的做法。

2. 碘

碘是一种重要的微量元素，是甲状腺合成甲状腺激素的关键原料。甲状腺激素是人体内主管代谢的主要激素之一。甲状腺激素合成减少，会降低母体的新陈代谢，并因此减少对胎儿的营养素供应。

在孕20周之前，胎儿需要的甲状腺激素是由母体提供的；20周之后则是由胎儿自己的甲状腺合成。不论如何，碘都是必需的。碘缺乏导致胎儿体格发育障碍和智力发育障碍，会造成严重后果，如侏儒、智力低下、聋哑等。即便轻度碘缺乏不至于造成这些可怕后果，研究发现，也会降低胎儿出生后的智力评分，因为碘也是一种与胎儿大脑发育息息相关的营养素。

孕期所需的碘可以通过现在普遍食用的加碘盐来提供。孕早期每天应摄入碘200微克，这相当于六七克加碘盐中的碘含量。必须指出，在食用加碘盐的前提下，孕妈妈碘摄入是非常充足的。所以，孕妈妈没有必要再特意多吃海带、紫菜、裙带菜等含大量碘的食物。近年，有研究指出，过多的碘摄入会给健康带来负面影响。

第 3 章

孕2月，孕妈妈开始出现孕吐了

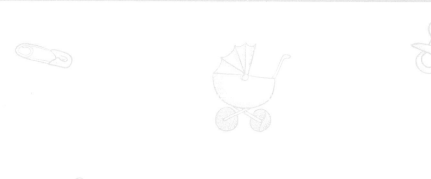

01

怀孕第2个月孕妈妈的身体变化

这个月的月初，孕妈妈会发现月经过期没来，之后怀孕症状变得明显，早起恶心，甚至呕吐；嗅觉变得敏感，怕闻油腻味；挑食，食欲不佳；疲乏无力，头晕，嗜睡。早孕反应的个人差异性非常大，有的孕妈妈喝口水都要吐，而有的没有一点不适的感觉。无论怎样都要把心情放轻松，焦虑、烦躁不仅会使自己感觉更糟糕，而且对胎宝宝非常不利。怀孕6～10周是胚胎腭部发育的关键时期，如果孕妈妈的情绪过分不安，会影响胚胎的发育并导致腭裂或唇裂。现在最好不要外出旅行，过量的运动有可能引起流产。

到这个月的月末时，子宫如拳头般大小，但腹部还看不出什么明显变化。增大的子宫压迫膀胱，有人可能出现尿频，有的孕妈妈伴有下腹部及腰部的不适感。外阴湿润，有白色黏稠的分泌物。乳房开始发育，部分孕妈妈有胀痛或刺痛感；乳头和乳晕颜色加深；乳头变大并且敏感，周围出现小结节；有的人偶尔可挤出少量乳汁。

妊娠是一个复杂的过程，卵子受精后，进入宫腔，胚胎及附属物迅速生长发育直至成熟的过程中，每个孕周都会有不同的变化，因此，在不同的孕周胎芽的大小是不同的。孕2月时，胎儿发育处于第8周，这时的胎儿已长到1.2厘米，胎形已基本确定，通过B超可观察出胎头、身体及四肢，胎头大于躯干。B超可见胎囊约占宫腔1/2，胎儿形态及胎动清楚可见，并可看见卵黄囊。

02
孕2月产检要注意的问题

在怀孕2个月时，孕妈妈会出现一些早孕的症状，比如恶心、呕吐、乳房胀痛、疲劳和尿频等，并且对于气味的感觉会越来越敏感。在怀孕早期做孕检是十分必要的，可以查明是否为宫外孕，及早了解胎儿的发育情况，胎位是否正等。如果出现阴部出血或肚子疼痛的情况是要及时就医诊治的。在第2个月的孕检时，是不需要准备什么物品的，都是常规性的检查，但一定要喝足水再去，便于排尿及尿检。怀孕2个月时容易出现流产，因此孕妈妈要注意保护好自己，不要做剧烈运动，不要随便吃药。

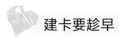 **建卡要趁早**

现在很多医院在产检时都会要求孕妈妈提前确定将要在哪里分娩，而且各家医院会有自己的一个最后截止期限，比如在多少周之前必须确定在哪里分娩，这样会利于将来的产检及生产。建卡之后，每次产检时，孕妈妈只需要带着病历卡，在挂号之后直接带着病历去见医生，就不用每次带着一大堆的检查结果跑来跑去，会省很多事情。而且，一定要提早建卡，因为建卡要按照一定的程序来办理，如检查一定的项目、等待产检结果等，手续很烦琐，因此一定要在医院建卡日期截止之前办理好建病历卡的相关事项，为之后的产检及分娩做好准备。

孕2月B超检查注意憋尿

本月B超检查时，因为处于孕早期，只有憋足尿才能清楚地看到子宫内的孕囊情况。处于孕早期时，由于胎儿还比较小，憋尿后膀胱充盈之后会对子宫产生压力，这样才能看得更清楚，所以孕2月做B超检查时，要注意憋尿。

 ## 抽血前提前咨询采血时间

血常规检查时，分采取指尖血还是静脉血，静脉血是需要空腹的，指尖血则不用。而且尽量避免人流高峰期，如果长时间以空腹状态进行排队，也会影响检查结果的。

抽血检查一般是要求空腹的，而且孕早期的抽血检查需要检查很多项目，所以孕妈妈在抽血前要提前咨询好采血的时间以及相关检查的注意事项，注意与医生保持沟通，清楚记录产检项目的检查时间及注意事项，避免影响检查结果。

 ## 正确记录孕初期体重

孕妈妈的体重直接影响到整个分娩过程的顺利与否，因此，在孕早期要正确和及时记录好孕妈妈的体重。整个怀孕期间，孕妈妈的增重最好控制在12.5千克左右。由于孕妈妈的身高、体形、胖瘦都不同，孕期体重增加的标准范围也不同。国际上通常使用的体重指数BMI，可以帮助孕妈妈判断自己的体重是否达标。BMI=体重（千克）/身高（米）^{2}，如果孕前BMI指数处于18.5以下，孕期增重标准为14千克～15千克；如果BMI指数为18.5～23.9，增重标准为12千克～12.5千克；如果BMI指数为24～27.9，增重标准为9千克～11千克；如果BMI指数超过30，则需要咨询医生。

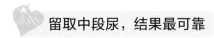

留取中段尿，结果最可靠

中段尿是指临床上留取小便时，让开始的小便将尿道冲洗干净，截取中间的小便作为样品进行培养，这样做是为了防止尿液被污染，保证化验结果的准确率。

尿液检查是非常重要的一项检查，如果不是中段尿，会造成化验结果的不准确，使尿液的pH值偏离正常值。很多人会觉得取中段尿是很难的一件事情，其实只要你在取尿样时，稍微控制一下自己的排尿速度，尽量慢一点儿，就会比较容易取到中段尿了。医学上通常认为在排尿1秒后的尿液即为中段尿了。

03
每月必做的常规检查

孕妈妈在每月体检时，都会有一些常规检查要做，熟知这些常规检查项目是很有必要的。

 ## 抽血检测黄体酮和HCG

在怀孕初期，很多准妈妈都会担心出现先兆性流产或者宫外孕，而黄体酮和HCG是判定是否会出现先兆流产最重要的2个数据。

如果数据显示HCG状态很好，而黄体酮下降了，这表明胚胎处于正常发育的过程中，但是HCG刺激促黄体酮形成的功能低下。如果产生这种情况，孕妈妈可以静养，尽量躺着，注意休息，只要黄体酮指数不是特别低，不服用保胎药物也可以。

如果数据显示HCG的数值在下降，同时黄体酮也在降低，在这种情况下，医生通常建议孕妈妈先保胎，若在采取保胎措施后情况依然没有好转，医生可能会建议做流产。因为产生这种情况很大可能是胚胎本身就不好，所以即便保胎也没有很大意义。如果执意坚持保胎，那么即使保胎成功，在接下来的怀孕过程中，孕妇和胎儿都会面临更多的危险考验，甚至会出现胎停。如果到后面再做流产，孕妈妈可能会发生危险。

如果数据显示黄体酮正常，而HCG的数据值在下降，那么孕妈妈需要仔细地做一下检查，排查是否出现宫外孕，以及胚胎本身的情况是否良好。如果这些问题都没有出现，那孕妈妈就不必太担心，因为一般情况下，HCG会促进黄体酮的增长而使黄体酮正常，HCG下降的情况是很少出现的，所以过一段时间之后再做检查，查明是否恢复正常。

验尿

尿常规的检查目的是检查有没有蛋白尿，这是判断妊娠高血压疾病的重要指标。由于人体血压升高以后，全身的小动脉收缩与痉挛，肾小动脉也收缩与痉挛，导致肾脏缺血、缺氧，引起肾小球基底膜通透性增高，肾小管重吸收功能不全，所以蛋白质在尿中增多，孕妇就出现了蛋白尿。据临床观察，在大多数情况下，孕妇一旦发生蛋白尿，则说明可能患有妊娠高血压疾病。这是孕妇在怀孕过程中比较容易发生的一种并发症，它常常影响孕妇的健康，严重时可危及孕妇和胎儿生命。

称体重

孕妈妈必须要每天称体重。孕期由于身体的特殊情况活动量会减少，如果进食过多，很容易使体重剧增，体内的脂肪会进一步堆积，由此导致身体组织弹性下降，分娩时产道无力，容易出现滞产和大出血等情况。此外，孕妈妈过于肥胖，还有可能产生妊娠中毒症、并发糖尿病、肾炎等病症，对胎宝宝的影响也会很大，常见的有两种情况：一是容易引发难产，二是容易出现巨大胎儿。宝宝出生后，由于胎儿期身体脂肪细胞的大量增殖，很可能会引起终生的肥胖。

为了保证孕妈妈和胎儿的健康，孕妈妈在怀孕期间要每天称体重，将体重控制在正常范围内，与此同时也要保证营养充足。如果孕妈妈的体重增长不足，将会不利胎儿的生长发育。正常情况下，怀孕早期体重增加0.75千克～1.5千克，孕中期增加4千克～5千克，孕后期增加5千克～6千克，足月时体重增加约12.5千克。如果发现体重增长过快，应及时调整饮食结构，多吃水果、蔬菜，适当限制主食摄入，少吃甜食及高脂类食品。

量血压

怀孕时的血压可能会比怀孕前略低，通常来说，正常的血压值应为120/80mmHg以下，如果怀孕20周前，血压值达140/90mmHg，则可能会诊断为慢性高血压，但若是怀孕20周后仍持续高于140/90mmHg，则可确诊为妊娠高血压。妊娠高血压会妨碍血液进入胎盘，从而影响胎儿吸收养分。此外，如果还存在尿蛋白的症状就很有可能发展为子痫前症，影响胎儿生长发育，造成胎儿心跳减速甚至胎死腹中。

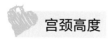 **宫颈高度**

通过宫颈高度可以估算是否符合产检时的周数，是否会影响顺利生产。

04
学会看B超报告单

B超可以清晰地显示各脏器及周围器官的各种断面像，由于图像富于实体感，接近于解剖的真实结构，所以应用超声可以早期明确诊断。从原理上讲B超是超声传导，只是一种声波传导，不是电离辐射和电磁辐射，这种声波对人体组织没有什么伤害。做B超检查的孕妈妈可以放松心态，不用担心有不好的影响，并且要安排好接下来的B超检查的次数以及时间。

 B超检查很重要

第一次做B超检查是很有必要的，这时做B超检查可确定怀的是单胎还是多胎，并且可以测量胎儿的大小及其发育情况，还有胎盘的发育是否正常，尤其是排查是否为宫外孕，为孕期的保健打下良好的基础。除此之外，还要确定孕周以及检查颈部nt厚度（仅限四维彩超）。同时结合唐氏筛查，可以检查出胎儿为是否先天愚型。

 孕期需要做几次B超

孕期到底需要做多少次B超要根据具体情况而确定，第1次B超检查在6～7周，做早孕检查。

第2次B超检查应在妊娠12～16周：这时做B超检查可确定怀的是单胎还是多胎，并可测量胎儿的大小及其发育情况。

第3次B超检查应在妊娠20～25周：怀孕中期的B超检查可以有效地帮助孕妈妈了解胎儿的生长发育情况，还能对胎儿的位置及羊水量有进一步的了解，并且可以在孕早期发现胎儿是否畸形，如胎儿的肢体畸形、唇腭裂畸形等。

第4次B超检查应在妊娠37～40周：这一阶段的B超可以帮助准妈妈观察胎儿胎位、胎儿大小、胎盘成熟程度、有无脐带缠颈等，方便进行临产前的最后评估，做好产前的各种准备，所以这次B超是非常重要的。

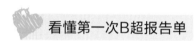

看懂第一次B超报告单

看懂B超报告单，要了解这几项检查术语：双顶径（BPD）、枕额径（OFD）、股骨长（FL）、肱骨长（HL）、头围（HC）、腹围（AC）、脐带血流比值（A/B）、胎位（LOA）、AMN－羊水等。当拿到第一次B超检查报告单时，可以按照检查的项目一项一项核查相关数据，因此有必要了解各项指标的详细指数。

关于胎头：轮廓完整为正常，缺损、变形为异常，脑中线无移位和无脑积水为正常。BPD代表胎头双顶径，怀孕到足月时应达到9.3厘米或以上。

关于胎心：有且强为正常，无或弱为异常。胎心频率正常为每分钟120次～160次。

关于胎动：有且强为正常，无或弱可能胎儿在睡眠中，也可能为异常情况，要结合其他项目综合分析。

关于胎盘：位置是说明胎盘在子宫壁的位置，胎盘的正常厚度为2.5厘米～5厘米；胎盘成熟度分为Ⅲ级，Ⅰ级为胎盘成熟的早期阶段，回声均匀，在孕30～32周可见到此种变化，Ⅱ级表示胎盘接近成熟，Ⅲ级提示胎盘已经成熟。越接近足月，胎盘越成熟，回声越不均匀。

关于股骨长度：是胎儿大腿骨的长度，它的正常值与相应的怀孕月份的

BPD值差2厘米~3厘米，比如说BPD为9.3厘米，股骨长度应为7.3厘米，BPD为8.9厘米，股骨长度应为6.9厘米等。

关于羊水：羊水深度在2厘米~8厘米为正常，超过8厘米为羊水增多，少于2厘米为羊水减少。

关于脊椎：胎儿脊柱连续为正常，缺损为异常，表明可能脊柱有畸形。

关于脐带：正常情况下，脐带应漂浮在羊水中，如在胎儿颈部见到脐带影像，可能为脐带绕颈。

在了解了相关指标的详细解析之后，孕妈妈就可以自己学习看B超检查报告单了。如果对于某项指标不明白或不清楚，要及时找医生进行沟通，以确保各项指标的正常。

 ## B超单上常见的术语

B超单上常见的术语有：双顶径（BPD）、枕额径（OFD）、股骨长（FL）、肱骨长（HL）、头围（HC）、腹围（AC）、脐带血流比值（A/B）、胎位（LOA）、AMN-羊水等。

第一项是双顶径（BPD）：是指胎头从左到右的最长部分，也叫胎头大横径。这项数据通常是用来推测胎儿的体重和发育状态，判断是否存在头盆不对称的情况，是否可以顺利分娩。

第二项是枕额径（OFD）：是指胎儿鼻根至枕骨隆突的距离，又称前后径，同时也是计算胎头从前到后最长部分的数值，通常以这个数据来判断胎儿发育情况和孕周。

第三项是股骨长（FL）：是指大腿的长度，也叫大腿骨长，这是身体中最长的一部分的数值，通常用于和BPD（胎头大横径）一起来推算胎儿的体重。

第四项是肱骨长（HL）：是指胎儿上臂骨的长度，肱骨长度=-5.4282+0.7542×双顶径。

第五项是头围（HC）：是指胎头一周的长度，也叫胎头周长，通常用于确认胎儿的发育状态。

第六项是腹围（AC）：是指胎儿肚子一周的长度，也叫腹部周长，通常用于和APTD（躯干前后径）和TTD（躯干横径）一起来推测胎儿的发育。

第七项是脐带血流比值（A/B）：是指脐带内的血液流动情况。脐带作为母体与胎儿气体交换、营养物质供应和代谢产物排出的唯一通道，其血流动力学改变可反映胎盘、胎儿甚至母体的某些病理变化，以及某些高危妊娠因素。脐动脉阻力指数（RI）及收缩期最大血流速度与舒张末期最大血流速度比值（S/D），是代表脐带动脉的两个血流动力学的指标，常用于检测胎盘的血液循环和功能情况。在正常妊娠情况下，随着孕周和胎儿需要增加，S/D、RI值下降。

第八项是胎位（LOA）：是胎儿头位的一种方式，最常见的是左枕前位。

第九项是AMN-羊水：关于羊水有以下几项数值。

MVP是指最大羊水池垂直深度，2厘米～8厘米为正常，超过8厘米为羊水增多，少于2厘米为羊水减少。

AFI是指羊水指数，以孕妇的脐部为中心，分上、下、左、右4区域，将4个区域的羊水深度相加，就得到羊水指数，孕晚期羊水指数的正常值是8厘米～20厘米。超过20厘米为羊水增多，少于8厘米为羊水减少。AFI在判断羊水多少方面更科学一些。

第十项是APTD，腹部前后间的厚度，又称为"腹部前后径"。在检查胎儿腹部的发育状况以及推定胎儿体重时，需要测量该数据。

第十一项是TTD，腹部的宽度，又称为"腹部横径"。在妊娠20周之后，与APTD一起来对胎儿的发育情况进行检查。有时也会测量腹部的面积。

05

学会看自己的产检报告单

从孕早期到分娩，每一位孕妇大约要经历10次常规产检，而每一次产检都有不同的侧重内容。产检是为了保证孕妈妈和胎宝宝的健康，如果每次产检后，孕妈妈自己却不懂如何看产检报告，只能一次次地拿去给医生看。因此，孕妈妈有必要学会自己看产检报告单。

首先需要了解的是产检报告单的构成要素。一般的产检报告单上的项目主要有7个，包括hAFP、Free HCG、NTD风险、唐氏风险、18-三体风险、年龄风险、年龄·AFP风险。从检查结果可以筛查出一些先天缺陷，主要是先天愚型（又称唐氏综合征）、18-三体和开放性神经管缺陷。

其次是了解每个检查项目的目的，即通过检查是要确保哪方面的指标正常，如B超检查注意是看胎儿的发育情况。然后要了解一些检查项目的正常数值范围，当发现自己的数值偏离正常数值时，要及时向医生询问。

06
本月孕妈妈常见的问题

在怀孕初期，有些孕妈妈的身体会发生一些变化，首先是子宫的变化，随着胎儿长大，子宫也会慢慢变大，身体负担会加重。其次脉搏每分钟增加10次，呼吸频率会加快，同时心率增加10次～15次。然后是新陈代谢加速，代谢率增加10%～25%。子宫也会发生相应的变化，子宫肌纤维增厚加长，乳房变大变软，乳腺导管增加等。

在孕2月时，会出现恶心、厌食、呕吐、乏力、乳房胀痛等症状，这是孕妈妈在孕早期会经常出现的正常的生理现象，所以，孕妈妈不用担心，只要保持良好的心情，注意休息，注意自我保护，合理饮食，多吃富含碳水化合物的食品，就会缓解孕吐。

 孕早期的早孕反应怎么办

早孕反应是一种正常的生理现象，不必过分紧张，每个人的情况都会有所不同，这和个人的激素有关，有的人早孕反应时间比较长，甚至比较激烈。

孕吐的症状有轻有重，轻度的孕吐反应对身体无大的影响，也不需特殊治疗，只要情绪稳定，适当休息，注意调节饮食即可。程度较严重的，可表现为剧烈而持续性的呕吐，进而发生全身困倦无力、消瘦、脱水、少尿甚至酸中毒等危重病症，无论对孕妈妈还是胎儿，后果都是很严重的。对这种严重的孕吐，请及时去正规医院就诊，如果情况危重，医生会暂时用药物控制症状。

喝口水都吐是属于正常的孕吐反应，但如果这种情况持续时间较长且反应较激烈，情况就比较严重，建议及早输液治疗，注意维持水电解质平衡，保证营养充足。

 ## 孕早期出现流产症状怎么办

如果孕妈妈发现自己有先兆流产的迹象，应该尽快到医院检查，以明确病因和胎儿的状况，但是应尽量减少不必要的阴道检查，以减少对子宫的刺激。如妊娠反应呈阳性，结合体温和B超检查认为适合保胎时，应在医生的指导下进行保胎治疗。如阴道出血量多于月经量，或其他诊断查明胎儿已死亡或不能避免流产，应尽早终止妊娠，防止出血及感染。

出现先兆流产的征兆时，首先要卧床休息，并且保证居住环境的安静。其次做好心理调整及护理。在出现相关症状时，孕妇会因此产生焦虑、恐惧、紧张等不良情绪，这样容易加速流产，因此要对孕妇多疏导，让她消除顾虑，保持心情舒畅。同时也要保持大便通畅，防止便秘，以减轻腹压。要加强营养，食物要易消化，忌辛辣助热之品。注意饮食卫生，防止肠道感染，以免因腹泻引起流产。注意防寒保暖，预防感冒，禁用妊娠禁忌药物。此外妊娠3个月内禁止抬重物、攀高、远游等剧烈活动，避免疲劳，同时要避免性生活。如果情况比较严重，要在医生指导下进行药物治疗或住院治疗。

 ## 孕早期出现便秘怎么办

女性在怀孕之后，内分泌激素会发生一定的变化，在此影响下，胎盘内会分泌大量的孕激素，这会导致胃酸分泌减少，胃肠道的肌肉张力下降及肌肉的蠕动能力减弱，这样就会加长食物在胃肠道停留的时间，肠壁细胞便会重新吸收食物残渣中的水分，因此粪便会变得又干又硬，不能像孕前那样正常排出体外，容易导致便秘。

孕期出现便秘时，首先从改善日常生活方式做起，保持轻松的心态，保证日常作息的正常，在饮食方面要制定合理的食谱，禁止吃辛辣的食物，多吃富含纤维的食物，如苹果、香蕉、豆类等。此外，在保证睡眠的同时要适当地增加运动量，促进体内食物的消化与吸收。在经过以上调理后如果症状没有得到缓解，就需要立即就医，谨遵医嘱，进行药物治疗，切不可自己随便吃药。

孕早期发现胚胎停止发育怎么办

胚胎停止发育是导致女性不孕的常见原因。导致胚胎停止发育的原因比较多，可能是因为胚胎本身发育不好，自然死亡，可能是由于激素分泌不足难以维持胚胎发育而造成死亡，也可能是由于宫腔畸形使胚胎无法生长，也有的是一些感染、免疫等方面的问题。

如果检查发现胚胎停止发育，应该及时查明病因，在没有确定病因之前，不建议再次准备怀孕，以防出现更多的伤害。遗传、感染、免疫等会导致胚胎无法正常发育，而孕妇接触放射性物质或有毒的化学制剂、服用禁忌的药物、过度受刺激等也会导致胚胎停止发育。

一般情况下，胚胎停止发育是不建议保胎治疗的，除非已经明确地诊断是可以进行保胎治疗的，比如黄体功能不足。否则不要盲目保胎，以免造成更大的伤害。

07

孕2月营养建议

 不要忽视蛋白质的摄入

蛋白质是保证孕妈妈乳腺发育和胎宝宝健康最重要的原材料，还是脑细胞的主要成分之一，占脑比重的30%～35%，在促进语言中枢发育方面起着极其重要的作用。

虽然孕早期胎宝宝还很小，但大脑和神经系统已经开始发育。而且早期胚胎自己不能合成氨基酸，全部需由孕妈妈供给。这时如果某些氨基酸摄入不足，可引起胎宝宝生长缓慢，有的甚至会引起胚胎畸变。因此，从孕早期开始就应注意增加蛋白质的摄入。未孕前女性每天每千克体重大约需要0.8克蛋白质，如果体重是60千克，每天应该摄入蛋白质48克，孕早期应在原有基础上多摄入5克。

蛋白质不必一次摄入过多，因为人体没有为蛋白质设立储存仓库，如果一次食用过量无法吸收利用，势必造成浪费。应该把一天所需的蛋白质平均分配在三餐中，每餐中都有一定质和量的蛋白质。而且，食用蛋白质要以足够的热量供应为前提。因为如果热量供应不足，机体就会消耗食物中的蛋白质来做能源，影响蛋白质的其他功能。

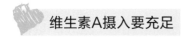

维生素A摄入要充足

维生素A是一种很重要的脂溶性维生素，能维护胎宝宝视觉、皮肤、胃肠道和肺部的健康发育，胎宝宝发育的整个过程都需要维生素A。孕期母体缺乏维生素A可致胎宝宝上呼吸道上皮细胞形成不良，出生后易患呼吸道感染。另外，维生素A还能促进胎宝宝骨骼及牙齿釉质的发育。怀孕的头3个月，胎宝宝自己并不储存维生素A，因此一定要供应充足。

维生素A的吸收需要脂肪的帮助，因此，富含维生素A的食物应同含油脂的食物同时进食，以利于维生素A的吸收。

TIPS

妊娠期间，胎宝宝、胎盘、羊水、血容量增加及母体子宫、乳房等组织的生长发育共需925克蛋白质。

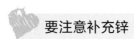

要注意补充锌

锌是体内100多种酶的组成成分之一，机体一旦缺锌，很多酶都不能发挥作用，易造成生命代谢障碍。大脑中的神经细胞是决定智力高低的主要物质，而锌在促进脑神经细胞核酸的复制与蛋白质的合成中扮演着重要角色，因此，锌对促进智力发育也有非常重要的作用。大脑神经细胞从孕10～18周开始快速发育，到怀孕8个月时神经细胞增殖基本结束，宝宝出生时脑神经细胞的数目已与成人大致相等。孕期缺锌不仅会影响胎宝宝脑细胞的分裂与数量，还会对胎宝宝的视觉、性器官的发育有不利影响。孕早期缺锌会影响胎宝宝四肢的发育，增加胎宝宝发生畸形的概率。如果补锌不及时还会使胎宝宝在宫内生长迟缓，严重缺锌时甚至会引起缺锌性侏儒症。所以，孕妈妈，特别是孕吐严重的孕妈妈，要注意补锌。孕早期每天应该摄入11.5毫克锌。

本阶段孕妈妈补锌以食补为佳。多吃含锌丰富的食物，如贝壳类海产品（如牡蛎、蛏子、扇贝、海螺、海蚌）、红色肉类、动物内脏等，带皮壳的坚果类食物栗子、核桃、花生、瓜子、蛋类、乳类等也是锌的良好来源。精细的粮食加工过程可导致锌的大量丢失，故孕妈妈应少吃经过精细加工的米、面。

TIPS

铁剂补充量每日超过30毫克时可能会干扰锌的吸收，所以，如果孕妈妈贫血，正在进行药物治疗，每日应该增加锌的摄入量（每日摄入15毫克）。如果严重缺锌则应在医生指导下以药剂补充。

理性选择营养补充剂

1. 有没有必要服用营养补充剂

所谓"营养补充剂"，是指那些以补充营养素如各种维生素、微量元素、蛋白质等为主要目的的保健食品。有时候，以各种维生素和矿物质为主要成分的OTC药物（"药准字"产品）也可以作为营养补充剂应用。它们都不是天然食物，而是各种营养素的配方。

理论上，只要孕妈妈把日常饮食搭配平衡，就可以获得全面的营养素，满足胎儿生长发育的一切营养需要。然而，在现实中，受到种种条件的制约，孕妈妈饮食常常难以达到较好的平衡，比如：工作节奏太快，饮食不规律；孕前饮食习惯不佳，怀孕后也没有改进；早孕反应影响进食；地域性风俗习惯影响进食等。在这种情况下，积极采取措施，无论这种措施是吃特定的食物（如猪肝补铁，牛奶补钙等），还是口服营养补充剂（如维生素C促进铁吸收、维生素D促进钙吸收等），都是有益的，只要能保证安全、有效就没必要厚此薄彼。

2. 怎样选择营养补充剂

市面上营养补充剂种类很多。其中有单一配方的，比如维生素C，更常见的是复合配方的，比如某种声称"从A到Z补充营养"的产品。有的是专门为孕妈妈补充营养设计的，有的适用于所有成年人，也可以用于孕妈妈。

孕妈妈在选用此类产品时，首先要确保其品质真实、可信，其批准文号应该是保健食品或OTC药物。如果某种产品既没有保健食品批准文号，也不是OTC药物，那只能算作普通食品。按照国家有关规定，普通食品不能宣称保健功能或作为营养补充。这些以营养补充剂名义出现的"普通食品"，因为缺乏监管，其整体质量不及带有保健食品或OTC药物批准文号的产品。

其次，要确保营养补充剂的剂量安全可靠。服用营养补充剂时，某种营养素如果剂量太低，则是无效的；但如果剂量太高，则容易因过量而有害。所以，营养补充剂中的各种营养素剂量一定要合适，以恰好满足孕妈妈营养需要为最佳。

第 4 章

孕3月，两颗心一起欢快地跳动

01

怀孕第3个月孕妈妈的
身体变化

这个月，早孕反应可能更加剧烈，恶心、呕吐等症状加重，情绪波动很大。在体内大量雌激素的影响下，从怀孕第3个月起，孕妈妈的口腔会出现一些变化，如牙龈出血、牙齿松动及龋齿。要坚持早、晚认真刷牙，饭后漱口，防止细菌在口腔内繁殖。

子宫继续增大，看起来像个柚子。如果按压子宫周围的腹部，可以感觉到子宫的存在。虽然腹部的变化仍然不明显，但也许你已经注意到腰围开始变大，有些裤子已经不能再穿了。增大的子宫继续压迫膀胱底部，可引起尿频。怀孕第3个月月末时，子宫底在耻骨联合上缘2～3横指。

乳房发育更加明显，乳房迅速膨胀，皮肤下的浅静脉明显可见；乳头和乳晕色素沉着明显，甚至发黑。

TIPS

早孕反应是由于怀孕后孕妈妈体内的绒毛膜促性腺激素（HCG）增多、胃酸分泌减少及胃排空时间延长，导致的头晕、乏力、食欲不振、喜酸食物或厌油腻、恶心、晨起呕吐等一系列反应。一般不需特殊处理，妊娠12周后随着体内HCG水平下降，症状多自然消失，食欲恢复正常。因此，对于出现早孕反应的孕妈妈不要过度担心，要相信这一切很快就要结束了。

02
孕3月产检要注意的问题

怀孕3个月时，孕妈妈开始进入基本稳定的阶段，因此，孕妈妈要考虑选择将来分娩的医院，并且开始建档。医生会为孕妈妈建立一个孕期体检档案，以方便日后的产检和分娩。要记得带上身份证和准生证。初次建档需要进行许多项目的检查，一些常规检查有体重、血压、血型、血常规、尿常规、B超、白带常规、胚胎发育情况和身体各部位的检查，如乳房、甲状腺等，以及了解孕妈妈心、肝、肾的功能。

孕3月胎儿已有一定程度的发育，孕妈妈会觉得乳房有些胀痛、身体乏力等，再加上这次孕检的时间会比较长，因此在产检前孕妈妈要保持轻松的心情。有些检查项目需要空腹，因此，可以提前准备早餐，在需要空腹检查的项目检查完之后，吃点东西补充体力，以便有精力进行接下来的检查。在产检时要与医生做好沟通，将真实情况反映给医生，方便医生的判断。如果准爸爸有时间的话，最好陪同孕妈妈进行产检，这样准爸爸就可以了解每个阶段胎宝宝的成长以及照顾孕妈妈的情绪，同时也方便医生了解家庭成员的健康状况。

 需要做的特殊检查

孕3月除了做一些常规的检查外，还需要做一些特殊检查，以确保胎儿的健康成长。

第一项是胎儿颈项透明层厚度检测，也称胎儿畸形筛查（NT），一般在怀孕第11~14周进行，是指胎儿颈后部皮下组织内液体的积聚。近期的研究表明，NT的测量值小于2.5mm，判断胎儿为正常发育，如果NT的测量值增加，胎儿畸形的可能性就会增加。

第二项是风疹病毒抗体检查。风疹不仅会直接感染孕妇，还可以通过胎盘、生殖器引起垂直感染，导致流产或胎儿宫内发育障碍，以及先天性白内障、耳聋和心脏病等先天性畸形。因此，风疹病毒抗体的检查十分重要。这项检查主要是检测孕妇血清中的风疹病毒特异性抗体IgM，这一抗体的测定有助于预测妊娠结局，降低先天性风疹综合征患儿的患病率，保证胎儿的健康发育。

第三项是人类免疫缺陷病毒检查。人类免疫缺陷病毒（HIV）会引起一种性传播疾病，即艾滋病（AIDS），又称获得性免疫缺陷综合征。目前我国艾滋病病毒（HIV）携带者和艾滋病（AIDS）患者逐渐增多，妇女感染的比例也在增加。经调查发现，在婴儿和儿童HIV感染者中90%是由母婴传播引起的，因此排查HIV病毒非常重要。

另外，如果夫妻没有做过婚检、孕前检查，还要增加地中海贫血的排查，如果家里有饲养宠物的习惯，同时也要增加寄生虫的检查。

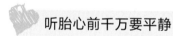

听胎心前千万要平静

通过听胎心的速率来判断胎儿的健康情况。正常的胎心跳动为每分钟120次~160次，如果每分钟胎心率大于160次或小于120次，或胎心不规律均视为异常情况。如果出现这种情况，可以过一段时间再听一次；如果还是异常，则要及时到医院检查。

孕妈妈和胎儿的感受是相连的，如果孕妈妈容易生气，情绪波动较大，会影响听到的胎心的速率，从而影响对胎儿发育情况的正确判断。所以，孕妈妈在怀孕期间要保持平和的心态，少生气，保持情绪平稳，尤其是在听胎心前。

胎宝宝位置不对，可以出去走走再接着照

B超检查时，如果胎宝宝的位置不对，医生会建议孕妈妈出去走走。孕妈妈可以根据自己的情况，到外面散散步或者走走楼梯，使胎宝宝自己转过来，方便B超检查。此外，孕妈妈在做检查之前一定要注意保持良好的心情，可以多和胎宝宝进行语言交流，虽然这时候胎宝宝还很小，但还是可以感受到孕妈妈的爱。

 检查时的穿着需要注意什么

孕检时，孕妈妈要做一系列的检查，为了方便检查，最好穿宽松的衣服，裤子也要穿宽松的，也可以穿宽松的裙子，这样内诊的时候会方便很多。但是最好不要穿连裤袜，如果出现水肿，检查时是要脱掉裤袜的。鞋也要穿舒适的且方便于穿脱的。总之，检查时的穿着要本着方便穿脱的原则，同时也要兼顾舒适。

孕妈妈在怀孕期间的衣着以宽松舒适为主，质地要柔软。如果衣服过于紧身，会影响血液循环。

03
做个小排畸（NT），
更加放心

一般来讲，孕妈妈应该在怀孕20周左右进行排畸检查，但是在怀孕12周左右也可以进行排畸检查，即小排畸。小排畸主要是对女性的血液进行检查，根据其中甲型胎蛋白（AFP）和人绒毛膜促性腺激素（β-HCG）的浓度，判断胎儿染色体有无异常。进行小排畸检查时要提前与医生约好时间，太早或太晚都会影响检查结果的准确性。排畸检查多为三维或四维彩超，可通过观察腹中胎儿的五官、四肢、头部、内脏等判断是否存在畸形。

NT小排畸检查也称颈后透明带扫描，NT检查是评估胎宝宝是否患有唐氏综合征的一个方法，这只是一种筛查，虽然不能直接判定宝宝是否染病，但是仍然可以帮助孕妈妈决定是否需要进行诊断性检测，而且对胎宝宝是没有伤害的。所以现在越来越提倡孕妈妈们在怀孕12周时进行小排畸检查，确保胎儿的正常发育。

小排畸检查

小排畸是排畸检查的一种，主要是指排除胎儿畸形的检查。小排畸一般在整个孕期会做3次～4次，每一次的B超检查都是一次排畸检查。在孕3月时的小排畸检查，主要是做胎儿NT测量，结合孕妇血清血检查，评估胎儿染色体异常的风险度。12周之前，胎儿发育得较小，而且孕妈妈胎盘内的羊水较少甚至没有，所以需要憋尿，保持子宫的膨胀，这样便于B超检查时仔细观察胎儿的发育情况。12周之后，随着胎儿的发育，胎盘内的羊水也逐渐多了，所以不需要憋尿便能在检查时清楚地观察胎儿各个器官的发育状况。

 ## NT检查必须做吗

NT检查通过B超检查，扫描的是胎儿的颈后透明带，能帮助更好地筛查胎儿是否患有唐氏综合征。所以，NT检查还是很重要的。目前在我国，医生一般会建议唐氏综合征高危人群做颈后透明带扫描，比如大于35岁的高龄孕妇、以前分娩过唐氏儿或有唐氏儿的家族史等。虽然颈后透明带扫描不能确切判断胎儿是否染病，但是可以帮助孕妇决定是否需要进行进一步的诊断性检测。所以，孕妈妈不确定是不是要做NT检查，在孕检时可以问医生，根据医生的建议决定是否要做这项检查。由于唐氏儿会有严重的智力障碍，会给家庭造成极大的精神及经济负担，所以唐氏筛查还是有必要做的。

 ## 11～14周才是做NT的最佳时机

颈后透明带扫描是通过B超手段检测胎儿颈部后面皮肤厚度，在怀孕11周前胎儿因为过小而难以观察颈后透明带，而在怀孕14周后由于胎儿逐渐发育，正在发育的淋巴系统很有可能会吸收掉颈项透明层处多余的体液，从而无法得出确切的检查数据，以致影响检测结果，因此孕妈妈最好在怀孕11～14周去做NT检查，确保检查结果的准确性。一般在三甲医院或大的专科妇产医院都可以做颈后透明带扫描。

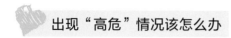

出现"高危"情况该怎么办

如果检查结果出现"高危"，孕妈妈也不要惊慌。出现"高危"情况时，首先通过B超检查可以诊断是否为神经系统发育异常，同时要密切观察胎儿发育情况。此外医生通常也会建议孕妇行羊膜腔穿刺以检查乙酰胆碱酯酶的情况，这些检查可以诊断是否为闭合性神经管畸形及隐性脊柱裂。检查后如果医生诊断可以继续维持妊娠，那么在接下来的孕期中，孕妇应注意休息，保证精力充足，同时合理补给营养，也可以通过注射葡萄糖、维生素C等提高胎儿对缺氧的忍耐力，尤其有利于胎儿宫内发育迟缓的孕妇。

04 第一次听宝宝的心跳很激动

当怀孕6周的时候就可以确定胎儿的位置了,当怀孕12周时就可以用胎心检测仪清楚地听到胎儿的心跳声。当第一次如此清晰地听到胎宝宝的心跳时,孕妈妈和准爸爸会感觉到激动和幸福,初尝为人父母的喜悦,既温暖又幸福。

 什么时候可以听胎心

一般在怀孕7周左右,就可以通过B超设备看到胎儿心跳,在怀孕12周左右,可以通过多普勒胎心仪检测到胎儿的心跳,每天1次,每次1分钟,可在孕妇脐部上、下、左、右4个部位听。

 胎宝宝的心跳为什么感觉很快

胎宝宝的胎心跳动每分钟在120次~160次都是正常的,有的时候胎宝宝的姿势也会影响听到的胎心是否强烈,因此在听胎心的时候,孕妇也要保持平稳的心态,以便准确地听到胎宝宝每分钟心跳的次数。

05
学会看自己的产检报告单

在拿到一大堆的化验单和检查报告时，有许多很拗口的专业名词和陌生的数据会给孕妈妈带来许多的困扰。为了更加了解自己的身体状况，孕妈妈就很有必要学会看自己的产检报告单。

 看懂NT检查报告单

NT即"颈项透明层"，是指在怀孕10～13周时围绕在胎儿颈项后部流动性的半透明蛋白膜。它的厚度与胎儿DS缺陷正相关，并可以通过超声成像测量。胎儿颈部半透明组织厚度是指胎儿背侧软组织和皮肤之间的厚度，被认为是筛查唐氏综合征胎儿最有效的指标，因为唐氏综合征患儿多有颈部软组织水肿，而正常胎儿没有此异常体征。

报告单上除了NT值以外，还有胎宝宝的顶臀长、胎盘厚度、羊水深度、胎心率、鼻骨是否可见等数据。

一般NT值不超过3毫米是正常的，正常B超胎盘厚度为3.6厘米～3.8厘米，一般不超过5厘米。

关于顶臀长，又称冠臀长、顶臀径，简称CRL（Crown-rump length），是胚胎学中用于测量胎儿身体状况的标准之一，相关的测算公式为妊娠期（周）＝顶臀长（厘米）+6.5，所以孕3月时，正常的顶臀长应为5.5厘米。

羊水深度是指B超检查时检测最大羊水池的垂直深度，是判断羊水多少的一个重要指标。小于2厘米表示羊水过少，大于8厘米表示羊水过多。羊水多，胎儿可以健康成长；羊水少，会导致胎儿在临产期时造成胎粪淤积，以致早产或窒息。

关于胎心率，应注意胎心音的节律性是否忽快忽慢等，正常胎心音120次/分钟～160次/分钟，在怀孕20周前胎心率平均为162次/分钟，在怀孕21～30周平均为147次/分钟，在怀孕31～40周平均为139次/分钟。如果胎心音160次/分钟以上或持续110次/分钟都表示胎儿宫内缺氧，应及时治疗。

鼻骨是否可见是早筛唐氏检查时的一个重要指标。

 看懂尿常规报告单

尿液常规检查是健康体检的重要项目，也是医学检验"三大常规"项目之一，不少肾脏病变早期就可以出现蛋白尿或者尿沉渣中有形成分。对于某些全身性病变以及身体其他脏器影响尿液改变的疾病如糖尿病、血液病、肝胆疾病、流行性出血热等的诊断，也有很重要的参考价值。同时，尿液的化验检查还可以反映一些疾病的治疗效果及预后。通过此项检查可以判断相应的病症。

尿常规化验单上的指标包括：白细胞、酮体、亚硝酸盐、尿胆原、胆红素、蛋白质、葡萄糖、尿比重、隐血、pH、维生素C等11项。

第一项是尿白细胞（U—LEU）。正常人尿中有少数白细胞存在，离心尿每高倍镜视野不超过5个。异常时，尿中含有大量白细胞，表示泌尿道有化脓性病变，如肾盂肾炎、膀胱炎及尿道炎等。正常参考值为＜5个/HP。

第二项是尿酮体（U–Ket），正常参考值：阴性（－）。

第三项是尿亚硝酸盐（NIT），正常参考值：阴性（－）。

第四项是尿胆原（URO或UBG），正常参考值：弱阳性。

第五项是尿胆红素（U–BIL），正常参考值：阴性（－）。

第六项是尿蛋白（R-PRO），正常参考值：阴性（-）。

第七项是葡萄糖（U—Glu），正常参考值：阴性（-）。正常人尿内可有微量葡萄糖，每日尿内含糖量为0.1克～0.3克，最高不超过0.9克，定性试验为阴性。

第八项是尿比重（SG），尿比重受年龄、饮水量和出汗的影响。尿比重的高低，主要取决于肾脏的浓缩功能，故测定尿比重可作为肾功能试验之一。

第九项是隐血（U—BLO），正常人尿中可偶见红细胞，离心沉淀后每高倍镜视野不超过3个。正常参考值：阴性（-）。

第十项是维C，正常参考值：阴性（-）。

第十一项是pH，正常新鲜尿多为弱酸性，pH6.0左右，因受食物影响，pH常波动在5.0～8.0。

 看懂血常规报告单

血常规是最基本的血液检查。血液由液体和有形细胞两大部分组成，血常规检验的是血液的细胞部分。血液有三种不同功能的细胞，分别是红细胞（俗称红血球）、白细胞（俗称白血球）、血小板，可以通过观察数量变化及形态分布，来诊断病情。

血常规化验单上通常有以下几个重要的检查指标：红细胞（RBC），白细胞（WBC），血红蛋白（Hb）、血小板（PLT）。通常看血常规报告单，我们需要着重看的有两个方面。

首先是红细胞计数（RBC）和血红蛋白测定（HGB）。正常情况下，红细胞的数量和血红蛋白含量的比例大致是相对固定的，但如果发生贫血，二者之间的比值就会发生变化，比如发生低色素性贫血时，血红蛋白含量的降低就会十分明显，而红细胞和血红蛋白的比例就会升高。所以在看报告单时，尤其要注意这两项数据的比值。

其次是白细胞计数（WBC）和白细胞分类计数（DC）。血液中的白细胞包括中性粒细胞、嗜酸性粒细胞、嗜碱性粒细胞、淋巴细胞。化验单中的白细胞计数（WBC）是指测定血液中白细胞的总数，而分类计数是指各种白细胞的百分比。由于各种白细胞的生理功能不同，所以在不同的病理情况下，会引起不同类型白细胞的数量发生变化。通常情况下，我们只需要掌握白细胞计数、中性粒细胞（N）和淋巴细胞（L）的分类就可以了，因为日常生活中，医生是根据白细胞的数量来判断身体是否发生感染，然后再根据白细胞分类来判断是什么类型的感染，应该使用什么类型的药物。一般来讲，如果中性粒细胞的数量增多，则可以诊断为细菌性的感染，如果淋巴细胞数量增多，则可以诊断为病毒性的感染。

 看懂肝功能报告单

在常规的体检中，肝功能的检查是必不可少的检查项目之一。肝功能检查的目的在于发现肝脏有无疾病以及查明肝病原因等。在妊娠前3个月检查肝功能，是为了更好地判断孕妈妈的身体是否适宜继续妊娠，因为妊娠期雌激素与孕激素水平会升高，由此增加肝脏负担。如果孕妈妈肝功能不正常，医生会根据实际情况考虑她能否继续妊娠或者是否需要终止妊娠。

肝功能检查包括的项目主要有：血清丙氨酸转氨酶（ALT，又称谷丙转氨酶，GPT）、天门冬氨酸转氨酶、碱性磷酸酶（ALP）、γ—谷氨酰转肽酶（γ—GT）、总蛋白（TP）、总胆红素和总胆固醇（Gh）等。通常所说的肝功能五项是指谷丙转氨酶、谷草转氨酶、总胆红素、直接胆红素和间接胆红素。

谷丙转氨酶（ALT）主要存在于肝细胞细胞质中。正常值是0~40U/L，如果检测报告显示数值偏高，这说明肝脏遭受了一定的损伤。

谷草转氨酶（AST）主要存在于肝细胞线粒体中。正常值是0~40U/L，如果检测报告显示数值偏高，这说明肝脏存在不同程度的受损，这种损伤可能是由于肝脏疾病引起的，也有可能是由于服药、过度劳累等原因引起的。

总胆红素（TBIL）包括直接胆红素和间接胆红素。正常值是1.7～17.1μmol/L，如果检测报告显示数值偏高，则容易产生黄疸症状。间接胆红素（IBIL）主要是由红细胞破坏而来，未在肝内经过葡萄糖醛酸化，直接从胆管排出。正常值是1.7～13.7μmol/L，如果检测报告显示数值偏高，说明肝脏病变或胆道受阻。直接胆红素（D-BIL）是指红细胞死亡或破坏时，有血红蛋白释放到血液中。正常值是0～3.4μmol/L，如果检测报告显示数值偏高，说明肝脏病变或红细胞遭破坏。

　　肝功能五项中的任何一项数值出现异常，都表明肝脏存在一定的问题，此时孕妈妈应及时在医生的指导下进行相关检查，及早查明病因，以对症治疗。

06
本月孕妈妈经常出现的问题

孕3月时，腹中的胎儿在不断发育，胎儿由第9周近2.5厘米发育到第12周近5厘米，身体的各项器官逐渐发育，头约占身长的一半，通过B超能看到胎儿手脚的活动。膝盖、脚后跟也清晰可见，肾脏、输尿管也已经形成。孕妈妈这时会明显感到下腹部有压迫感，妊娠反应也十分强烈，乳房也会更加膨胀，乳头和乳晕的颜色会加深，有时可能会感到有些疼痛，而且这时从阴道流出的乳白色分泌物也有所增多。

处于孕3月时，孕妈妈的体温会比平时略高，基础体温可能会在37.0℃~37.5℃波动。孕妈妈一定不要误以为自己感冒发热而乱吃药物，这个时候的胎儿正处于发育的关键期，随便乱吃药物可能会导致胎儿的发育异常。

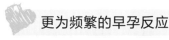 **更为频繁的早孕反应**

早孕反应最严重的时期是在怀孕8~10周，在孕2月仅仅占了1周，更严重的是在孕9周、孕10周。在孕3月，为缓解早孕反应还是要少食多餐、清淡饮食、想吃就吃、避免空腹、适量活动、善用生姜等。

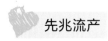 **先兆流产**

如果孕妈妈发现内裤或护垫上有血丝或咖啡色分泌物，而且腹部出现不适症状，一定要高度警惕有先兆流产的可能，最好通过电话及时咨询医生，必要的时候再按医生的嘱咐去医院诊查。

 尿频

许多孕妈妈在刚开始怀孕的时候出现尿频现象。怀孕前3个月，子宫在骨盆腔中渐渐长大，压迫到膀胱，从而使孕妈妈频繁产生尿意。而到了怀孕中期，子宫会往上抬到腹腔，尿频的现象就会得到改善。但到了怀孕末期，尿频现象会再度出现。如果出现尿频的情况，孕妈妈可以多上几次厕所，尽量不要憋尿。也要注意每天补充大量的水分以防脱水，但晚上睡前1～2个小时内尽量少喝水，减少半夜上厕所的次数，做好腹部以下的保暖工作。如果在小便时出现疼痛或烧灼感等异常现象时，要立即到医院寻求帮助。

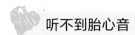 **听不到胎心音**

孕3月时，腹内的胎儿还比较小，在听胎心的时候比较不好找准位置，所以可能会出现听不到胎心音的情况，当然也有可能是听的方式不正确。那么在出现这种情况时，孕妈妈可以去医院进行B超检查，确保胎儿的正常发育。鉴于在孕早期胎儿正处于发育中，胎心音很弱，所以一般医生会建议在孕14周时听胎心音。

在听胎心音的时候，可以先咨询医生具体的操作方法，包括听胎心前的注意事项、操作步骤、听胎心的位置，如果听不到胎心音，在排除以上原因外，要及时到医院进行B超检查，确定胎儿的情况。

致畸敏感期

孕3月仍然是胎儿高度敏感的致畸敏感期，一定要高度重视工作环境和家庭环境的安全问题，凡是对胎儿有明确危害的职业，一定要申请调离。用药要经过医生准许，包括偏方、中药、中成药和保健食品，不要乱服补药和补品，远离宠物，食品和饮品尽量自己采购相对安全的原材料，自己做，少下饭店和购买成品。

孕早期肝炎

在怀孕以后，由于腹内胎儿发育的需要，孕妇肝内糖原代谢增强，致使肝脏负担加重。因此比常人更容易感染病毒性肝炎。如果在妊娠早期发生病毒性肝炎，可使恶心、呕吐等妊娠反应加重；如果在妊娠晚期发生病毒性肝炎，会导致妊娠高血压疾病。妊娠期病毒性肝炎子代感染率为25%～40.36%。孕妇比较容易感染肝炎，并且一旦患了肝炎后病情也会比较严重，而且分娩过程中过度的体力消耗、损伤和出血引起的缺氧与代谢障碍，会导致病变的肝组织发生坏死。

如果在孕早期得了肝炎，孕妇应注意卧床休息，饮食要清淡，为保证液体和热量的摄入，可进行静脉输液。在此期间要注意禁止使用对肝功能有损害的药物，如抗结核病药物中的异烟肼、利福平、对氨基水杨酸钠，精神病用药中的氯丙嗪、安定，抗菌药物中的四环素、磺胺等。不能喝含有酒精的饮料，更不能随意饮酒。要注意补充维生素B_1、维生素B_{12}、维生素C、维生素K等，维生素C可促进肝细胞修复，改善肝功能。

如果妊娠期发生急性病毒性肝炎，对于是否需要终止妊娠，医学界意见尚不统一。如果孕前已知患有肝炎，应理性避孕，待病愈至少半年后才能进行备孕。

07

孕3月营养建议

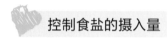 **控制食盐的摄入量**

1. 每天摄入量不要超过6克

食盐是人体所需钠的最主要来源。成年人每天钠的适宜摄入量为2200毫克。但调查表明，中国居民钠摄入量过高，每天摄入量在7000毫克～7200毫克。换言之，我们日常饮食中食盐的摄入量都超出需要。过多摄入食盐对血压有害，高盐饮食是高血压病最重要的发病诱因之一。

控制食盐摄入量具有重要的健康意义。成年人每天食盐摄入量不超过6克。孕期食盐摄入限量与此相同。对那些血压偏高或患有妊娠高血压疾病的孕妈妈，食盐摄入量还要更少一些。

2. 控制用盐量的好方法

因为我国大部分地区尤其是北方地区，居民食盐摄入量远不止6克，平均在10克上。所以，控制食盐摄入说起来容易，做起来难。我们推荐家庭烹调时使用专门的盐勺，一盐勺大致是2克食盐。现在很多超市都有售这样的盐勺。

烹调菜肴时不是根据咸淡口味，而是根据每餐的就餐人数决定盐的总使用量。如两口之家晚餐的用盐量大约是4克（平均每人每餐2克盐），也就是两盐勺。这些盐要制作晚餐所有的菜肴，所以要统筹安排，合理使用。用这种方法控制食盐摄入最为可靠。如果仅仅根据咸淡口味来控制食盐，即使每个菜品都比较"淡"（食盐的浓度较低），如果菜品的个数或总量比较多，那么食盐摄入量仍然是比较多的。

控制食盐摄入量的另一个好办法是选用低钠盐，即用一部分氯化钾代替氯化钠的盐。这是中国疾病预防控制中心（CDC）在2009年全国高血压日发出的倡议。

还要注意减少含盐食品的摄入。

3. 用盐量太少也不行

千万不要误认为清淡饮食就是不吃盐，这样对人体健康也没有好处。因为盐进入人体即分离成钠离子和氯离子，氯离子保持细胞及周围水的平衡，这对生命至关重要。钠离子帮助控制血的含量及血压，对于心脏和肌肉的收缩是非常重要的。如果孕妈妈体内缺盐，甚至几乎没有盐，就会发生肌肉痉挛、恶心、抵抗力降低等情况，腹中的胎宝宝也将深受其害。对孕妈妈来说，只要饮食稍淡些，每日食盐不超过6克即可。

食盐（加碘盐）是碘的主要来源。十余年来，我国实行食盐强制加碘的政策，这是因为我国大部分地区都属于缺碘地区。加碘盐的普及使全国绝大部分地区都基本消除了碘缺乏病。孕妈妈每天食用五六克加碘盐足以满足碘需要。

 吃对水果更健康

水果主要提供维生素C、β-胡萝卜素、B族维生素、钾、钙、镁、膳食纤维和植物化学成分，多吃水果对孕妈妈和胎宝宝都有好处。但你可知道，孕妈妈吃水果是很有讲究的，有些水果可以多吃，有些水果尽量不要吃。虽然没有某种水果是绝对禁忌的，但如果吃得不当也有造成不良反应的可能。

1. 不能用水果代替正餐

孕早期，很多孕妈妈都会有不同程度的早孕反应，吃不下什么东西，想用水果代替正餐。这种做法是不正确的。水果虽然含有丰富的维生素和矿物质，但是它所含的蛋白质和脂肪却远远不能满足孕妈妈子宫、胎盘及乳房发育的需要。长期以水果代替正餐，会导致能量和蛋白质摄入不足，影响胎宝宝的生长发育和孕妈妈的身体健康。

2. 水果要吃，蔬菜更要吃

尽管水果和蔬菜在营养成分和健康效应方面有很多相似之处，但它们是两种不同的食物，其营养价值有所不同，水果与蔬菜不能互相替换。孕妇每日膳食中既要有蔬菜，也要有水果，不可偏废。

3. 吃水果不可贪多

同等重量或者体积时，水果中糖类含量要低于主食，其能量含量也明显低于主食、肉、蛋、奶和豆制品。所以，多吃水果（通常意味着摄入其他食物减少），尤其是餐前吃水果，有助于减少总能量摄入，从而有利于防止体重增长过快。但是，如果水果摄入量太大，特别是其他食物摄入量并没有明显减少，那么，总能量摄入只增不减，结果会使体重增长过快。

有些孕妈妈迷信"多吃水果对孩子皮肤好"，或者其他没有根据的说法，因吃水果太多而导致能量摄入过多的现象并不少见。水果再好也不可一味贪多，以每天200克～400克较为合适。毕竟水果只是膳食结构的一部分，大量食用势必会影响其他食物摄入，破坏膳食平衡。

TIPS

妊娠期糖代谢异常或是患有妊娠糖尿病的孕妈妈应少吃水果，最好等血糖控制平稳后再吃。吃水果的时间最好选在两餐之间，这样既不会使血糖太高，又能防止低血糖的发生。

4. 果汁不能代替新鲜水果

值得注意的是各种果汁。果汁往往给人"更有营养"的错觉。市售的果汁产品，在压榨、捣碎和加热消毒过程中使部分维生素（如维生素C）被破坏；过滤则使几乎全部膳食纤维流失；还要添加甜味剂、防腐剂、色素和香料等。因此，即使是纯果汁，其营养价值也与新鲜水果有很大差距。何况市场上大量的果汁类产品并不是纯果汁，只是果汁饮料而已！

果汁是不能代替新鲜水果的。当然，在不方便吃水果时，如旅行途中或者工作中，喝果汁也可作为权宜之计。除果汁外，水果罐头、果脯、果干等水果制品也同样不能代替新鲜水果。不要用加工的水果制品代替新鲜水果。

第 5 章

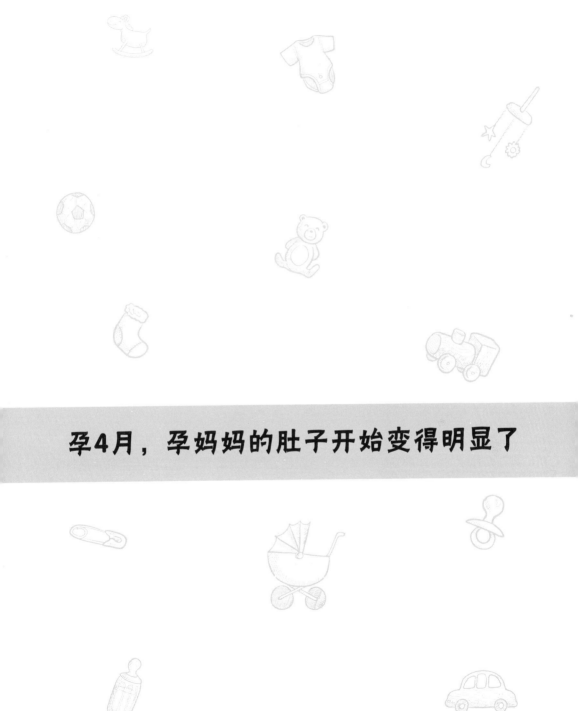

孕4月，孕妈妈的肚子开始变得明显了

01
怀孕第4个月孕妈妈的身体变化

妊娠第4个月时，早孕反应停止，感觉开始好转，恶心、呕吐基本消失，精力恢复一些。基础体温开始下降，逐渐呈低温状态并持续到分娩结束。

子宫已经明显增大，如同婴儿头部大小。这个月月末的时候，宫底达脐和耻骨联合上缘之间。腹部稍有变化，下腹部逐渐隆起，但还不是很明显。因子宫已经进入盆腔，尿频现象消失。

乳房的发育还在继续，乳头和乳晕呈深褐色，但相比前几个月表现并不明显。尽管现在离分娩的时间还很久，但是有些孕妇乳头已经可以挤出一些乳汁了，看上去就像刚分娩后分泌出的初乳。

阴道分泌物增多，它是阴道和宫颈的分泌物，正常的分泌物应是白色、稀薄、无异味的。如果分泌物量多而且颜色、性状有异常，应请医生检查。这时应注意保持外阴部的清洁，内裤应选用纯棉制品，并坚持每天清洗，避免使用刺激性强的皂液。

为了将来顺利地分娩及产后尽快恢复，现在孕妈妈需要做一些适当的运动，比如可以有目的地做一些孕妇操，每天还可以让丈夫陪着一起散散步，这是最安全的运动。

02
孕4月产检要注意的问题

孕4月时，孕妈妈要进行第二次产检。第二次产检时，还需要做一些基本的例行检查，并且还需要与前一次的检查情况进行对比，看各项指标是否正常。这次检查有个重要的检查项目——唐氏筛查，目的是评估胎儿患唐氏综合征的风险，这样便于筛选出高危人群，以进行其后的诊断性检查。另外检查还与月经周期、体重、身高、准确孕周、胎龄大小有关，所以要注意的是在做检查前要向医生咨询相关的准备工作，如做唐氏筛查检查的前一天晚上12点后禁止进食和饮水，第二天早上要空腹检查。

孕4月的检查项目主要有：血压、体重、宫底高度、腹围、胎心率、孕中期唐氏血液筛查，以及分析首次产前检查的结果。

为了方便顺利进行产检，孕妈妈在产检时要注意穿着宽松的衣服，提前准备好需要携带的东西，最好是带着本和笔，方便记录一些情况。孕妈妈在进行宫高、胎心率等项目的检查时需要掀开衣服，所以需要穿着方便穿脱的衣服。裤子也最好是宽松且方便穿脱的，或者是裙子，这样方便内诊检查。内诊后可能会发生出血，最好带上卫生护垫或卫生巾。如果身体有不同程度的水肿，还需要进行水肿检查，水肿检查是需要脱掉鞋袜的，所以也要穿舒服的鞋子。

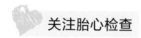

关注胎心检查

胎心就是胎儿的心跳。胎心监护检查其实是利用超声波的原理对胎儿在宫内的情况进行监测，是正确评估宫内胎儿状况的主要检测手段。胎儿心率受交感神经和副交感神经调节，通过信号描记瞬间的胎心变化所形成的监护图形的曲线，可以了解胎动时、宫缩时胎心的反应，以推测宫内胎儿有无缺氧。

孕妈妈在做胎心检查时，要保证心情平稳，注意自己的身体健康，因为孕妈妈本身的情况也会影响胎心检查。胎儿正常的心率是110次/分钟～160次/分钟，如果胎心率持续10分钟以上都小于110次钟/分或大于160次/分钟，表明胎心率是异常的。如果孕妈妈发热，胎心常常会超过160次/分钟；如果孕妇患有甲状腺功能亢进，那么她本身的心率很快，胎儿的心率也会常常超过160次/分钟；如果孕妇服用某些药物，如早产保胎时服用的舒喘宁或阿托品等药物，都会引起孕妈妈和胎儿心率加快。

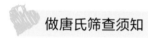

做唐氏筛查须知

唐氏筛查主要是筛查智力低下、发育迟缓的唐氏畸形患儿。唐氏筛查主要是通过抽取孕妇血清检查血清标志物，包括甲型胎儿蛋白（AFP）、人绒毛膜促性腺激素（β-hCG）、游离雌三醇（uE3）和抑制素A（Inhibin A）的浓度，主要是检测母体血清中甲型胎儿蛋白和人绒毛膜促性腺激素的浓度，并结合孕妇的预产期、年龄、体重和采血时的孕周等，计算生出唐氏儿的危险系数。如果化验结果表明的概率大于正常参考值，结果即为阳性，需要再进行羊膜穿刺或绒毛检查进一步确诊。

关于唐氏筛查你需要知道的是：

第一，唐氏筛查做一次就可以。唐筛是通过测孕妇血里的激素，结合孕周、体重后用公式算出来的，所以结果很容易受到影响。早于最佳时间做或晚于最佳时间做，或者孕期吃过影响激素的药（保胎药等）都会严重影响唐筛结果。甚至同一位孕妇同一天去不同医院做唐筛，结果也不一定相同，这是因为不同的医院有不同的计算方法和指标。所以要想知道准确的结果，可以做羊水穿刺和无创DNA产前检测。

第二，虽然唐氏筛查的结果并不能十分准确地判断胎宝宝是否为唐氏儿，但是就目前来看，这是判断胎儿是否为畸形患儿最简便经济的方法。鉴于此，唐氏筛查是很有必要做的。

第三，唐氏筛查一次结果显示为正常并不表示孕妈妈可以完全放心了，但实际上唐筛通过只能说明是唐氏儿的概率比平均值要低。因此，筛查结果通过的孕妇，在以后的产检，一旦发现有羊水多、胎儿生长慢等其他B超异常等异常时，也要格外注意唐氏儿的可能。

 羊膜腔穿刺检查

羊膜腔穿刺是一种行之有效的产前筛查方法。羊膜腔穿刺是指运用一种简单的仪器，将羊水抽出若干毫升并加以化验，以此来判断胎儿健康情况。其主要是利用羊水中的胎儿脱落细胞、绒毛细胞或胎儿血细胞培养，来诊断胎儿是否患有染色体疾病和性连锁遗传病等。

当前孕妈妈进行穿刺检查主要目的在于检查胎儿是否患有染色体异常，这样可以减少呆傻儿、愚型儿的出生。如果这类出生缺陷不能筛查出来，将来孩子生活甚至不能自理，会给家庭带来沉重的负担。染色体异常中最常见的是先天愚型，也称唐氏综合征，对后者我们可能听得更多一些。唐筛是产前检查的常规项目，风险控制较为严格，唐筛结果风险高并不意味着胎儿一定患有唐氏综合征，可以通过羊水穿刺进一步确认。

羊膜腔穿刺就是在B超引导下，用腰穿针垂直穿刺孕妇的腹壁，进入羊膜腔，抽取一些羊水。做羊膜腔穿刺最佳时间是在妊娠16～22周。因为此时羊水量相对多，胎儿较小，用针穿刺抽取羊水时，不易刺伤胎儿，而且抽出20毫升～30毫升的羊水不会对胎儿的发育产生不良影响，最重要的是这个时期羊水中的胎儿活细胞多，细胞培养成功率高。

当然，羊膜腔穿刺检查也可能会有危险发生，如发生出血、羊水渗漏、感染、胎儿受损、流产、胎死宫内、疼痛紧张等刺激诱发孕妇出现心脑血管意外等。而且还有可能由于种种原因导致穿刺失败及羊水细胞培养失败而无法做出准确诊断。因此，孕妈妈在进行穿刺检查时要听从医生的建议，且医生在操作时也要小心谨慎。

 ## 血压测量要放松

人的血液输送到全身各部位需要一定的压力，这个压力就是血压。正常的血压是血液循环流动的前提，血压在多种因素调节下保持正常，从而提供各组织器官以足够的血量，以维持正常的新陈代谢。血压过低过高（低血压、高血压）都会造成严重的后果，血压消失是死亡的前兆，这说明血压有极其重要的生物学意义。

由于血压有明显波动性，因此需要在同一天内进行多次反复测量才能对血压现状做出正确的判断。在测量血压时，要保证环境的安静，这样有益于保持被测者情绪的稳定。同时被测者也要保持放松的心情，以保证血压测量的准确性。一般在测量血压时，如果是走着过去进行测量的，医生一般会要求孕妈妈先休息一下再测量，避免影响检查结果。

 ## 白带检查要注意

白带为女性阴道分泌物，也就是专指从女性生殖器官各部位分泌出来的黏液与渗出物混合而成的排出液体。白带常规检查是妇科常见的一种检查，通过阴道pH值、阴道清洁度、阴道微生物检查等5项检查，来判断女性是否白带异常，是一项有关女性生理卫生的身体检查。

女性怀孕时由于性激素的分泌增加，促使子宫颈腺体增生分泌较多浓稠的黏液。而且随着胎儿渐渐长大会压迫母体的盆腔及阴道，促使邻近血管扩张、充血，也会造成阴道黏膜渗出液增加，以至于阴道分泌物呈现一种正常生理性亢进现象。因此，孕期白带增多是一种正常的现象，孕妈妈要经常进行局部清理，保持清洁和干净。但在白带增多的同时，孕妈妈也要注意观察白带的颜色、质地、气味是否有异常变化，如果发现异常，应及时进行检查并诊治。

白带检查自外向内顺序进行，首先通过视诊检查外阴、尿道、尿道旁腺及前庭大腺情况，其次通过阴道窥器观察阴道壁及宫颈。在进行白带检查时，医生只需要从阴道里取一点分泌物即可，孕妈妈几乎不会产生疼痛和不适感，所以不用担心。

03
唐氏筛查是非常必要的

　　唐筛检查，是唐氏综合征产前筛选检查的简称。目的是通过化验孕妇的血液，来判断胎儿患有唐氏症的危险程度。唐氏血清筛查是检查唐氏儿很有效的方法，是一种安全、方便的检查，对孕妇、胎儿都没有危险性。

　　检查是通过化验孕妇血液中甲型胎儿蛋白（AFP）、人绒毛膜促性腺激素（β-hCG）的浓度，所以孕妇只需要抽一点血就可以进行检查。唐氏筛查既能缩小羊水检查的范围，又不会遗漏可能怀有唐氏儿的孕妇，建议每一位孕妇都要进行唐氏筛查，做到防患于未然。而且最近几年此病的发生有增加趋势，可能与环境污染有关，此病儿的出生往往给家庭带来极大的精神和经济负担。为了防止先天愚型儿的出生，做到早发现、早解决，所以近几年开始了对怀孕16～19周孕妇的筛查工作。

 筛查结果高危一定就是唐氏儿吗

　　唐筛检查可筛检出60%～70%的唐氏症患儿。但需要注意的是，唐筛检查只能帮助判断胎儿患有唐氏症的概率有多大，但不能明确诊断出胎儿是否患上唐氏症。也就是说抽血化验指数偏高时，胎儿患有唐氏综合征的概率较大，但并不表示胎儿一定有问题。同样，如果化验指数正常并不能保证胎儿一定不会患病。即使唐氏筛查的结果高于正常值也不要过于担心，因为这并不代表你的胎宝宝就一定不健康，保持心情愉快，不要有过多的心理负担。可以通过做羊膜穿刺手术，抽取羊水进行检查。在正式抽取羊水之前，医生会先帮孕妇做超音波检查，以明确胎儿大小、怀孕周数、胎儿位置及胎儿数目，然后在B超的监视下进行。

 唐氏筛查的重要性

唐氏筛查是有效的检查唐氏儿的方法，每位孕妇都有可能会怀上唐氏儿，而且随着孕妇年龄越大，可能性会越大。所以每位孕妈妈为了胎儿的安全，很有必要进行唐氏筛查。

如果孕妈妈符合以下任何一项类别，都一定要进行唐氏筛查。第一，孕妇年龄大于35岁；第二，曾经有过异常的分娩史，比如生产了一个患有脑积水的宝宝；第三，不明原因的胚胎停止发育；第四，妊娠期间阴道出血；第五，妊娠早期服用药物或者接触过有害物质；第六，有家族疾病史。

近年来，随着唐氏儿的出生率越来越高，医生会建议每位孕妈妈在妊娠期间做唐氏筛查，保证胎儿健康发育，便于孕妈妈生产健康的婴儿。

04

学会看自己的产检报告单

孕期的各项检查都十分重要，所以孕妈妈一定要重视每一次的检查结果，学习一些必要的知识，当报告单出来后，如果有困惑的地方，可以及时向医生询问。

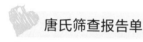 **唐氏筛查报告单**

唐氏筛查通常要评估血液中各种不同的指标，包括绒毛膜促性腺激素（HCG）、甲胎蛋白（AFP）、雌三醇（uE3）、抑制素A（inhibinA）等，而判断唐筛的风险主要关注于3个数据。

首先是甲胎蛋白的正常值应大于2.5MoM，化验值越低，胎儿患唐氏症的机会越高。其次是绒毛膜促性腺激素越高，胎儿患唐氏症的机会越高。最后是甲胎蛋白值、绒毛膜促性腺激素值以及孕妇的年龄、体重、怀孕周数输入电脑，由电脑算出胎儿出现唐氏症的危险性，化验结果显示危险性低于1/270，就表示危险性比较低，胎儿出现唐氏症的机会不到1%。如果危险性高于1/270，就表示胎儿患病的危险性较高，应进一步做羊膜穿刺检查或绒毛检查。

唐氏筛查在不同的医院会有不同的结果，这是因为每个医院的计算方法不一样，定的标准也不一样，有的医院正常值标准是"小于1/270"，有的则是"小于1/380"。

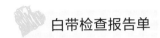 **白带检查报告单**

白带检查是对阴道分泌的白带进行常规的检查，检查项目包括阴道pH值、阴道清洁度、微生物检查、胺试验、线索细胞等。

关于阴道pH值：青春期后由于卵巢性激素的刺激，使黏膜上皮细胞内含有丰富的动物淀粉，经阴道杆菌分解作用后变成乳酸，以致阴道内分泌物呈弱酸性，可防止致病菌在阴道内繁殖，这是阴道的自净作用。化验时常用pH值来表示酸碱度，正常时pH为4.5，患有滴虫性或细菌性阴道炎时白带的pH值上升，可大于5或6。

关于阴道清洁度：阴道清洁度可分为四级，其中Ⅰ～Ⅱ为正常，Ⅲ～Ⅳ为异常，可能为阴道炎，同时常会发现病原菌、真菌、阴道滴虫等，因此做清洁度检查时应同时做滴虫、真菌检查。

关于微生物检查：霉菌与滴虫白带经过处理后在显微镜下可以根据其形态发现有无滴虫或霉菌，如存在滴虫或霉菌不论其数量多寡均用"+"来表示，即微生物检查呈阴性。"+"这一符号只说明该妇女感染了滴虫或霉菌，并不说明其感染的严重程度。

关于胺试验：患细菌性阴道病的白带可发出鱼腥味，它是由存在于白带中的胺通过氢氧化钾碱化后挥发出来所致，胺试验检查值为阴性时说明白带正常。

关于线索细胞：线索细胞是指细菌性阴道炎患者有许多杆菌凝聚在阴道上皮细胞边缘，在悬滴涂片中见到阴道上皮细胞边缘呈颗粒状或点画状致使模糊不清者即为线索细胞，它是细菌性阴道病的最敏感、最特异的体征，临床医生根据胺试验阳性及有线索细胞即可做出细菌性阴道病的诊断。

05 本月孕妈妈经常出现的问题

本月，胎儿已进入快速生长阶段，孕妈妈的子宫开始增大，已出盆腔。到了16周末，腹部可能会微微隆起，但是对于体形比较瘦或者个子比较高的孕妈妈来说，暂时还看不出腹部的隆起。如果你周围的孕妇和你的孕周期一样，她们腹部已经有明显的隆起，你不必着急，因为每个孕妈妈的体质是不一样的。

孕4月时，孕妈妈的身体会出现一些症状，当出现以下症状时，孕妈妈不必担心，因为这是怀孕过程中的正常现象。

首先是乳房会明显增大，乳头和乳晕的颜色也会加深，甚至乳头会有淡黄色的液体溢出。当出现这样的情况时，孕妈妈千万不要去挤或者捏乳头，在清洁时也要注意保护乳头，不要用力。

其次是呼吸不畅。孕妈妈的心率会出现轻度增快，尤其是在大量的活动或者运动时表现明显。如果孕妈妈日常缺乏锻炼，也很有可能会感到心悸。也有的孕妈妈可能会感到一阵阵头晕，尤其是改变体位时，这有可能是发生了低血压，需要请医生测量一下。当出现这种情况时，孕妈妈要多注意休息，平时从坐位变立位，起床，或从坐便器上起来时，都要注意动作要缓慢，不要猛然起来，以免发生直立性低血压，昏厥摔倒。

第三是频繁起夜。孕妈妈在晚上时会频繁地起来小便，甚至比白天还要勤，这是由于胎儿的代谢物增多，加重了肾脏的负担。但孕妈妈不要为此而不敢喝水，要注意补充足够的水分。

第四是鼻出血。孕妈妈出现鼻出血，是由于孕激素导致机体血流量增加，鼻黏膜脆弱且肿胀，在孕妈妈不经意擤鼻涕或揉鼻子时，黏膜血管破裂而造成出血。尤其是在北方气候干燥的春冬季节，室内有取暖设备，孕妇很有可能会鼻出血。一旦发生鼻出血，要立即用冷毛巾敷鼻根部，用手捏住鼻孔，这样流血就会很快被止住了。如果不能止住，或者流血比较多，或者经常发生，就要咨询医生了。

最后是下肢静脉曲张。下肢静脉曲张也会出现在孕妇身上，这是因为怀孕后，血容量逐渐增加，孕妇体重也逐渐增加，子宫体积增大，这些都会对盆腔的静脉和下肢静脉造成压迫，致使静脉血液回流受阻，出现下肢静脉曲张。

乳头扁平或者凹陷怎么办

如果在孕期乳头出现扁平或者凹陷，一定要在医生的指导下进行矫正，如果孕妈妈乳头凹陷，孕期不注意纠正，直到产后再纠正，就为时已晚，将导致哺乳困难，影响母乳喂养，所以，孕妈妈应从孕中期就开始做乳头护理。

第一种方法是孕妈妈在清洗时用手轻柔地将乳头向外牵出来，并用橡皮乳头固定。凹陷的乳头往往容易积存污垢，先涂上油脂软化污垢，然后用清水清洗干净。清洁时要注意用手指牵出乳头后，把特制橡皮乳头固定在乳晕皮肤上，使乳头突出能够保持2～3小时。这种方法连续使用1周左右，就可以使乳头突出来。

第二种方法是可以通过促使乳头皮肤坚韧来纠正乳头内陷。孕妈妈在洗净双手后，用手指轻轻将乳头向外牵拉，同时捻转乳头。然后，用25%酒精擦拭乳头，每天牵引并擦拭2次～3次，每次20～30分钟。等到乳头皮肤坚韧后，乳头就不会再内陷了。

第三种方法是采用吸奶器吸出乳头。把橡皮玻璃吸奶器的玻璃罩去掉，把紧橡皮球挤去球内空气，然后用开口处吸住乳晕，利用负压作用吸引内陷的乳头。10分钟后把橡皮球取下，牵拉、捻转乳头，坚持一定时间后凹陷的乳头逐渐会突出来。

第四种方法是用手指从深部向外牵拉乳头。孕妈妈用一只手托起乳房，使乳房耸起，用另一只手的食指、中指和拇指拉住乳晕部，从深部向外牵拉乳头，并轻轻在纵横方向上牵引，每次几分钟即可。这种矫正内陷乳头的方法，在每天入睡前、起床后及洗浴时进行即可。

孕妈妈需要注意的是，轻微的乳头扁平和凹陷是可以通过自我按摩或吸引牵拉的方法得以纠正的，但不能随意按摩乳房，也不可时间过长，如果按摩时间过长，有可能使宫缩增强，容易导致早产，所以最好先咨询一下医生。

 B超检查提示胎盘靠前怎么办

胎盘前置是比较危险的情况，但是如果在妊娠早期发现胎盘前置，孕妈妈不必太惊慌，因为有一部分孕妇在妊娠过程中，随着孕周的增加及子宫下段的形成，胎盘受牵拉上移，并不是真正的胎盘前置。如果出现胎盘靠前的情况，应先密切观察，定期复查，注意不要剧烈活动，禁止性生活，避免一切可能导致流产的因素。如果孕28周检查仍为前置，就要警惕，一旦出现阴道流血，要立即送医院。

 出现口腔问题怎么办

怀孕期间容易出现口腔问题，这是因为怀孕期间身体的激素产生变化，使得唾液分泌量减少，导致口腔环境改变，杀菌及中和pH值的能力下降，刺激牙龈，促使蛀牙细菌及牙周病菌滋生，使牙龈对口内细菌的刺激非常敏感，造成牙龈产生慢性发炎的现象，同时也容易蛀牙，使孕妈妈产生牙疾的机会大增，严重的话，会产生蛀牙及导致牙周病。而且口腔问题的出现与孕期的饮食习惯、孕吐等孕期反应、日常不注重口腔护理等也有很大的关系。

如果出现口腔问题，那么最适当的治疗时期是怀孕中期，即孕4～6月，如果有蛀牙或牙周病，最好赶快处理，尤其孕妈妈的刷牙次数应比平常增加，以确保孕妈妈的牙齿保健及胎宝宝的健康。孕妈妈可照样进行常规性的牙齿护理，包括洗牙、补牙等，若是牙龈有发炎、化脓这类状况，则需先做初步治疗，以免口腔内的细菌入侵身体其他部位。

此外，孕妈妈在日常生活中也要做好口腔的清洁与护理工作。孕期孕妈妈因为饮食的改变及频率的增加，除了起床及睡前要各刷一次牙外，建议饭后、吃过甜食或其他东西，都应该刷牙，或者每天吃完早餐与晚餐后，至少要各刷一次牙。一般性牙膏即使未添加氟等成分，在配合正确刷牙习惯下，也有帮助去除牙菌斑、降低牙周病发生率、预防口腔异味、帮助去除牙渍、洁白牙齿、清新口气、保持口腔健康、清洁牙齿等的作用，所以牙齿保健重点是要保持正确的刷牙习惯。

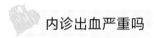 ## 内诊出血严重吗

妊娠后在做产检时，产科医生通常要为孕妈妈做1～2次阴道内诊。在内诊检查中，经常会出现出血的情况，但一般情况并不严重，通常出血一两天就会停止。当然，如果出血过多就需要及时就诊，但孕妈妈可以放心，正常的阴道检查是不会导致流产的。孕妈妈在做内诊检查时可以深呼吸，尽可能地放松自己，越放松越配合医生的检查，检查效果越好。

白带增多、外阴瘙痒怎么办

孕期出现白带增多、外阴瘙痒的情况，可能是属于阴道炎，多是由于细菌或者病毒感染引起的，阴道炎症会出现明显的外阴瘙痒，像是霉菌性阴道炎、细菌性阴道炎、滴虫性阴道炎等都会引起外阴瘙痒的症状，造成外阴部皮肤过敏或发生皮炎，亦可引起外阴瘙痒。外阴瘙痒是多种原因引起的一种症状，局部原因有：特殊感染（如霉菌性阴道炎、滴虫性阴道炎、阴虱、疥疮、蛲虫病等）、慢性外阴营养不良、药物过敏或化学品刺激、不良卫生习惯、皮肤病等，维生素A缺乏、B族维生素缺乏以及精神或心理因素也可导致瘙痒。

出现此种情况，孕妈妈要及时到医院进行阴道或宫颈分泌物的病原学检查，明确诊断后对症治疗。治疗期间要保持外阴清洁卫生，不能喝酒和食用辛辣刺激的食物。

06

孕4月营养建议

 孕妈妈挑食要不得

有些孕妈妈在孕前就有偏食的习惯，怀孕后变本加厉，往往只吃自己喜欢的食物，认为只要多吃就有营养。殊不知，偏食往往导致营养摄入单调，体内长期缺乏某些营养素，会造成营养不良，使妊娠并发症发生率增高，如贫血或骨质软化症等，也会影响胎宝宝正常的生长发育。

1. 主食不能不吃

一些孕妈妈在孕前就为了保持体形而很少摄入主食，认为主食是体形发胖的主要原因。大米、面粉等主食是人体热能的主要来源，放弃或减少主食将使母体严重缺乏能量而使胎宝宝发育缓慢。而且，怀孕后孕妈妈对热能的需要大大增加，如果热量摄入不足，为了满足胎宝宝的需要，就会动员体内的脂肪大量氧化释放热量，而把节约下来的葡萄糖优先供给胎宝宝，这个过程会产生过多的酮体，酮体能够进入胎宝宝体内，影响胎宝宝的大脑和智力发育。

2. 动物性食物要限量

也有些孕妈妈为了保障宝宝的营养而拼命摄入大量的动物性食物，每天每餐都有超量的鸡鸭鱼肉，同时炒菜用很多油脂，大大超过身体的需要而转化为脂肪积存于体内，结果自己体重猛长，胎宝宝却营养不良。

3. 完全吃素危害多

还有些孕妈妈日日与蔬菜、水果为伴，不吃其他食物。这些素食虽然含有丰富的维生素及矿物质，但蛋白质与脂肪的含量较低，热能摄入量严重不足，使得胎宝宝生长缓慢。而且，素食中普遍缺少一种被称为牛磺酸的营养成分，牛磺酸对儿童的智力发育有着至关重要的影响。因此吃素的孕妈妈应该注意饮食搭配合理，多食用含有蛋白质、脂肪的食物，如奶类、蛋类、豆类、坚果、海藻等。

4. 坚果类食物要适量

一些孕妈妈每天吃大量的坚果类食物，希望补充必需脂肪酸和优质蛋白质，有助于胎宝宝大脑的发育。其实，孕期对必需脂肪酸的需要只比正常人略高，而普通的烹调用植物油就能满足这一需要。坚果类食物含有极高的热能和较多的脂肪，适量摄入是有益的，摄入过多将影响其他营养素的吸收。

第 6 章

孕5月，孕妈妈感受到胎动的奇妙

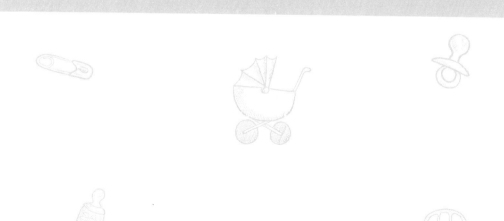

01

怀孕第5个月孕妈妈的身体变化

妊娠第5个月时，子宫继续增大，在第5个月的月末，宫底在脐下2横指，下腹部的隆起开始明显。因宫底达到腹部，使心脏上抬而引起心悸、气短的症状，为正常现象，不必恐慌。心脏被子宫上抬而出现胃部的饱胀感，可能导致腹部下坠、心悸、气短、便秘等。皮下脂肪蓄积，体形丰满，腰部完全失去曲线，腹部会出现妊娠纹。

乳房继续发育，乳房变大，乳腺发达，乳头坚挺，可出现泌乳现象。

在16～20孕周内会感到胎动。如果你有过怀孕史，你会感到胎动的时间比以前提前了。现在胎动时孕妈妈会有喝了饮料后胃肠蠕动的感觉，注意记录下第一次胎动的时间，下次去医院做检查时告诉医生。这时的胎动不很活跃，而且不一定每天都能感觉到，不必由于某一天没有感到胎动就惊慌失措。

有些孕妈妈会出现鼻塞、鼻黏膜充血和出血，这种情况与孕期内分泌变化有关，切忌自己滥用滴鼻液和抗过敏药物。这种现象会逐渐减轻。如果发生严重的鼻出血，应考虑是否发生妊娠期高血压疾病，最好请教医生。

有些孕妈妈在怀孕4个月以后，在鼻梁、双颊、前额部出现茶色色斑，呈蝴蝶形，医学上称为"妊娠黄褐斑"，俗称"蝴蝶斑"。这种色素沉着是由于孕期内分泌改变，致使皮肤中的黑色素细胞功能增强造成的，属于妊娠中的生理性变化，待到分娩之后会自然消失，不必担心也不需要治疗。不过，如果在这期间长时间地受到强烈阳光的照射，蝴蝶斑便会固定下来。因此，孕妈妈如果长了蝴蝶斑，应该避免阳光长时间地直射面部，并可口服维生素C或多吃含维生素C的新鲜蔬菜和水果。

此阶段容易缺钙，血钙含量降低使小腿抽搐，及时进行补钙后会好转。

02

孕5月产检要注意的问题

孕5月时，孕妈妈已处于怀孕中期，要进行第三次产检了，这个月产检的最主要检查项目是超声波检查，即通过B超筛查胎儿是否为畸形，主要是看胎儿外观发育上是否有较大问题。医生会仔细测量胎儿的头围、腹围、大腿骨长度及检视脊柱是否有先天性异常。

怀孕第5个月时，孕妈妈已经能够听到胎儿的胎动了，想必此时孕妈妈和准爸爸的心情一定非常激动和兴奋。需要注意的是，孕妈妈在做B超检查时，一定要保持平和的心态，此时孕妈妈照的是四维彩超，还可以看到胎宝宝的实时面部表情，如果孕妈妈心情过于紧张是会影响到胎儿活动的。

 测量宫高、腹围要放松

孕妈妈从怀孕20周开始，就要测量宫高和腹围了，在此后的定期产前检查中，测量子宫高度和腹围大小就是每次检查时必须做的检查项目。

孕妈妈首先需要了解什么是宫高和腹围。宫高是耻骨联合上缘小点到子宫底部最高点的距离，它反映子宫纵径长度，腹围是经肚脐绕腹一周的长度，它能反映子宫的横径和前后径的大小。所以，宫高和腹围可间接反映子宫大小。随着孕期的进展，子宫顺应胎儿的发育而增大，通过宫高和腹围的测量可以初步判断孕周，进而间接了解胎儿的生长发育状况，估计胎儿体重。每次产前检查时测量宫高和腹围，有助于动态观察胎儿发育，及时发现胎儿是否出现了发育迟缓、巨大儿或羊水过多等妊娠异常现象，使其有可能通过及时治疗得到纠正。

测量宫高和腹围都是在孕妈妈排尿后进行的。孕妈妈要平卧于床上，用软尺测量耻骨联合上缘中点至宫底的距离，将测量结果画在妊娠图上，以观察胎儿发育与孕周是否相符。如果发现宫高间隔两周没有变化，则要进行进一步检查。腹围就是用软尺经肚脐绕腹部一周的长度。测量腹围时注意不要勒得太紧。测量腹围的时间与测量宫高的时间相同，要将测量结果及时记录下来，与孕周标准相对照。如发现增长过快或过缓，则应考虑是否是羊水过多或胎儿发育迟缓。

 ## 腹围增长是因人而异的

孕妈妈的腹围与胎宝宝的大小有着非常密切的关系。孕早期、孕中期时，每月的增长是有一定标准的。每一个孕周长多少，都是需要了解的。而且到后期通过测量腹围，还可以估计胎儿的体重。所以，怀孕20周后做产前检查时每次都要测量腹围，以估计胎儿宫内发育情况，同时根据宫高妊娠图曲线以了解胎儿宫内发育情况，是否发育迟缓或为巨大儿。

但是，腹围的数值对于判断胎儿状况也只是一个参考值。因此，当孕妈妈发现腹围的数值与标准值之间存在一定差距时，也不要太担心，因为腹围是因人而异的。由于各位孕妈妈的高矮胖瘦都不尽相同，所以测出来的腹围值也有一定的差别。当测出的腹围值与标准值有出入的时候，还是建议孕妈妈及时去医院进行进一步检查。

腹围是经肚脐绕腹一周的长度，以厘米为单位，它能反映子宫的横径和前后径的大小。孕妇须定期接受产前检查，怀孕20周后测量腹围大小是每次检查时必须做的项目。怀孕20～24周时，腹围增长最快。怀孕34周后，腹围增长速度减慢。若腹围增长过快时则应警惕是否出现羊水过多、双胎等情况。如果测量的腹围值与标准值相比偏大，那么建议各位孕妈妈，在发现腹围偏大的时候，首先去医院做进一步检查，可以通过B超等手段来判断胎儿生长发育的状况。

 ## 大排畸不用憋尿

大排畸是排畸检查的一种，即排除畸形胎儿可能的检查。大排畸检查一般会安排在孕20～24周，多数医院的大排畸检查是通过三维彩超或者四维彩超来做的，通过彩超来看胎儿发育是否正常、是否有严重畸形。彩超可清晰显示胎儿五官、四肢、各器官的发育情况，对胎儿畸形，如唇裂、腭裂、骨骼发育异常、心血管畸形等能早期发现并诊断。四维彩超甚至可以直观地看到胎儿在母体里的状态、胎动过程等。

做大排畸检查前不需要空腹，最好是吃好早餐，而一般吃好东西后胎宝宝会动得比较厉害。可以随身带一些小零食或者巧克力，大排畸检查要看胎儿的很多部位，一旦角度不对，医生就看不清楚，有可能会让你出去走走，吃点甜食，促进胎宝宝活动，医生就能全方位检查了。一般检查的当天就能拿到大排畸数据，拿到单子后直接给你的产检医生看一下是最保险的。

大排畸检查是不用憋尿的，因为此时子宫内已有足够的羊水，不需要憋尿就可以清楚地看到胎儿的情况了。12周之前，腹内胎儿发育得较小，而且孕妈妈胎盘内的羊水较少甚至没有，所以需要憋尿，保持子宫的膨胀，这样便于B超检查时仔细观察胎儿的发育情况。12周之后，随着胎儿的发育，胎盘内的羊水也逐渐多了，所以不需要憋尿便能在检查时清楚地观察胎儿各个器官的发育状况。

 ## 做四维彩超心态要平和

四维彩超是目前世界上最先进的彩色超声设备，能够实时获取三维图像，超越了传统超声的限制。它提供了包括腹部、血管、小器官、产科、妇科、泌尿科、新生儿和儿科等多领域的多方面应用，能够显示胎儿的实时动态活动图像，或者其他人体内脏器官的实时活动图像。四维彩超现在几乎是每个孕妇必做的一项孕期检查，与传统的孕期产检仪器相比，四维更加先进，对孕妇以及胎儿的健康状况检查得更加精确，最主要的是它的排畸效果较好，极大程度上减少了世界畸形儿的数量。

一般来说，做四维彩超的最佳时间是在怀孕五六个月时。在孕6月时，胎儿的大脑正处于突飞猛进的发育时期，这时期胎儿身体的基本结构已经形成，在宫内的活动空间比较大，胎儿骨骼回声的影响比较小，图像比较清晰，因此这个时期做四维彩超可以达到最佳效果。做四维彩超时，孕妈妈不需要憋尿，但需要根据医务人员的指导进行检查前的相关准备工作，尽量穿宽松合适的衣服，如孕妇裤。但是，由于孕妈妈做四维彩超主要是为了检查宫中胎儿是否有异常，医生会对每个部位做仔细地检查，包括头部，如唇裂，肾、心脏、脊柱裂，大脑、骨骼发育不良等，以便尽早地发现问题并且进行治疗，所以孕妇做四维彩超大概需要40分钟的时间。孕妈妈需要做好心理准备，要有耐心，保持平和的心态。

 测胎动时可以准备一些甜食

胎儿在母体内发育到一定时期，就会手舞足蹈，这就是胎动，是孕妈妈感知胎宝宝存在的重要方式。医学上来讲，胎动是指胎儿在孕妇子宫腔里因自主性活动撞击子宫壁，从而引起孕妇腹部变化。胎动易受到孕妈妈的情绪、动作、环境刺激等影响，它是检测胎儿活动量增减的指标之一，胎动异常一般也预示着潜在的健康问题。

一般情况下，孕妈妈在孕5月时就可以感受到胎动，胎动的时间早晚可能因为个体有差异。正常的明显胎动1小时不少于2次。但由于胎儿个体差异大，只要胎动有规律、有节奏、变化不大，即证明胎儿发育是正常的。胎动正常，表示胎盘功能良好，输送给胎儿的氧气充足，胎儿在子宫内生长发育健全。

通常情况下，孕妈妈在吃饭以后，胎动会频繁一些，这是因为饭后孕妈妈体内血糖含量增加了，所以胎宝宝也"吃饱喝足"有力气了，有营养供给之后胎动就会比较频繁了。因此，如果在测胎动时不是很明显，孕妈妈可以吃一些甜食，补充体内的血糖含量，有助于胎宝宝活动起来，方便测量胎动。

对于胎动的测定，是每一个孕妈妈都必须做的。每天早、中、晚固定一个最方便的时间数3次胎动。在安静的状态下，注意力集中，双手放在腹部，用纽扣或是糖果做标记，胎动一次就放一个纽扣或糖果进盒子，如连续动一阵也算一次（2分钟以内）。1小时完毕后，盒子中的纽扣或糖果数即为胎动数。将早、中、晚3次的胎动数相加再乘以4即为12小时的胎动数。12小时的胎动数正常应为30次或30次以上，如果少于20次，说明胎儿在宫内可能有异常；如果少于10次，则提示胎儿在宫内有异常，应马上去医院。如果无法做到每日3次，孕妈妈可以每晚6点～10点测一次胎动。胎动每小时大于或等于3次为正常。若每小时胎动少于3次或胎动数比平时减少一半，以及胎动突然频繁，应继续再数一个小时。如仍未好转，应速去医院诊治。

在孕中期、孕晚期坚持记录每天的胎动数，不仅有助于加强孕妈妈和胎儿的交流，增进感情，还有助于监测胎儿在子宫内的健康状况。所以孕妈妈很有必要学会自己数胎动。

03

大排畸彩超，孕妈妈
不要轻视

大排畸彩超检查通过对胎儿体表及内脏的大体结构进行系统的观察，帮助医生判断胎儿的发育情况。

大排畸彩超通常在孕24周做最合适，太早的话，胎儿颜面部、四肢、心脏等结构可能观察不完全或不能显示清楚。如果羊水过少或无羊水，胎儿的这些结构也有可能显示不清。因此孕妈妈需要提前到医院预约，以免错过时间，或者根据检查时间及医生的建议进行大排畸检查。

大排畸主要是排畸检查，通过B超来排除胎儿发育畸形的可能。它主要是检查胎宝宝在子宫内的发育情况是否符合孕周，胎儿是否健康，以及四肢、头脑、内脏的发育情况，排除一部分先天性疾病。大排畸的检查对于胎宝宝和孕妇来说都很重要，因此，各位孕妈妈要重视大排畸的检查。如果孕妈妈在做彩超前有紧张的心理，要适当地放松一下，缓解紧张情绪，防止影响到胎儿的正常活动，干扰正常的检测结果。

现在的彩超主要是以四维彩超为主。彩超其实还是黑白的，在做出三维、四维图像的时候才是土黄色的。之所以被称为彩超，是因为会用彩色标注心脏、血流等指标。

三维彩超和四维彩超的区别主要在于"时间维"。也就是说，三维彩超是静态的图片，四维彩超是动态的录像，可以让孕妈妈看到胎儿一连串的动作，所以四维彩超看起来会更加清楚明了。三维彩超只能是某个时间点上的照片，四维彩超就可以像DV那样记录连续的图像，也可以刻录光盘。三维彩超、四维彩超的图像都是后期生成的，仍然用普通彩超观察，然后通过仪器中的转换软件将观察到的平面图像转成三维、四维的立体图像，三维彩超和四维彩超检查都具有排畸的作用，但四维彩超的检查结果更加准确。三维彩超侧重于观察胎儿的五脏六腑是否为畸形，排除结构畸形，而四维彩超除此之外还会观察胎儿的运动神经系统是否正常，即运动是否协调。

04

学会看自己的产检报告单

看懂彩超报告单

彩超的检查项目主要有胎头、胎心、胎盘、股骨长度、脐带、羊水等，能够确定胎儿有无畸形、前置胎盘，脐带绕颈等情况。要想看懂彩超报告单，孕妈妈需要了解各项检查项目的正常值。

①胎头：轮廓完整，如缺损或变形则为异常。脑中线无移位和无脑积水为正常。胎头双顶径的测量是估计胎龄及胎儿成熟度的指标。怀孕26～36周双顶径平均每周增加0.22厘米。怀孕36周后双顶径的增加速度逐渐减慢，每周只增加0.1厘米。足月胎儿的双顶径在8厘米～10厘米。双顶径也可以预测胎儿的体重。如果双顶径达到8.5厘米以上，则胎儿体重超过2500克。如果双顶径在9.1厘米～10厘米，新生儿体重在3276克～3925克，双顶径大于10厘米，新生儿的体重在4千克以上。

②胎心：胎心存在，强为正常，弱有两种可能，一是胎儿正在睡眠中，二可能为异常情况。正常胎心率为每分钟120次～160次。

③胎盘：胎盘的正常厚度应在25毫米～50毫米。根据绒毛膜、胎盘光点、基底膜的改变，将胎盘成熟度分为0、Ⅰ、Ⅱ、Ⅲ四级。胎盘的定级表示胎盘的成熟度。正常早期妊娠多表现为0级，是胎盘的生长阶段。妊娠中晚期，随着胎盘的成熟，由Ⅰ级向Ⅲ级发展。孕37周以后，大多是Ⅲ级胎盘。所以胎盘Ⅲ级可作为胎儿成熟度的参考。

④股骨长度：胎儿大腿骨的长度。它的正常值应与相应的怀孕月份的双顶径值差小于20毫米。

⑤脐带：正常情况下，脐带应漂浮在羊水中，如在胎儿颈部见到脐带影像，可能为脐带绕颈。

⑥羊水：羊水深度在2厘米～8厘米为正常，超过8厘米为羊水增多，少于2厘米则为羊水减少，都对胎儿生长不利。

除此之外，四维彩超报告单上还会有以下检查项目。

①颅窝池。胎儿颅后窝宽度在32周之前随孕周增加而增宽，33周之后随孕周的增加而缩窄。首次发现有颅后窝积液是在22周，最迟为41周，平均31±4周。颅后窝积液以孕29～32周最多见，积液量最多也是在29～32周。当颅后窝积液≥8毫米，应该每2～3周复查一次。若颅后窝池增宽>10毫米，则应该高度警惕，应去产前诊断门诊和遗传优生门诊详细咨询，同时还要检查有无其他合并畸形。必要时进行胎儿染色体检查，因为颅后窝检查是染色体异常的标志物检查。如果后颅池宽度>14毫米或超声检查有畸形者，必须做胎儿的染色体检查。

②脐带血流比值（A/B）。脐带血流比值（A/B）是指脐带内的血液流动情况。脐带作为母体与胎儿气体交换、营养质供应和代谢产物排出的唯一通道，其血流动力学改变可反映胎盘、胎儿，甚至母体的某些病理变化，以及某些高危妊娠因素。在正常妊娠情况下，随孕周增加，胎儿需要增加，S/D、RI值下降。

 看懂宫高、腹围结果

测量孕妈妈的宫高和腹围，并且把测量结果和一般标准做对比，可以了解胎儿的发育情况，即胎儿的大小是否符合标准，以确保胎儿的健康发育。

孕妈妈在妊娠5个月后，每次产检的时候都会测量宫高和腹围。检查结束后，会把孕妈妈的测量值和孕妇宫高、腹围标准做对比，目的在于既可以判断出胎龄，又可以判断出胎儿是否发育正常，是否发育过小或者过大。通常情况下，孕妈妈在妊娠20～24周，腹围增长的速度是最快的，而到了妊娠34周，孕妈妈宫高、腹围的增长速度就开始变慢。孕妈妈子宫内羊水过多或者是怀多胞胎都会导致宫高腹围增长过快。反之，如果孕妈妈的宫高、腹围比正常值少太多，这时候就要结合孕妈妈孕前的体形来判断胎儿是否发育过小。孕妈妈从妊娠20周开始，4周测量一次宫高和腹围。而到了妊娠28周，2周就要测量一次宫高腹围。妊娠36周后，每周都必须测量一次宫高腹围。为了观察胎儿的生长发育是否和正常胎龄的生长发育速度一致，孕妈妈到医院去测量宫高和腹围的时候，每次都要把测量结果详细地记录在检测图上。

关于孕妇宫高和腹围的标准值如下：

孕期	腹围（厘米）			宫高（厘米）	
	标准值	下限	上限	下限	上限
孕5月	82	76	89	16	20.5
孕6月	85	80	91	20	24.5
孕7月	87	82	94	23	28.5
孕8月	89	84	85	26.5	32.5
孕9月	92	86	98	29	36.5
孕10月	94	89	100	32	38.5

05
本月孕妈妈经常出现的问题

孕5月时，孕妈妈已进入孕中期，从现在开始孕妈妈的宫底每周大约升高1厘米，如果连续2周宫高没有变化，孕妈妈需要立即去医院。从孕20周起，测量子宫高和腹围是每次孕检必须做的项目。此时，胎儿的头已占全身长的1/3，头部及身体上呈现出一层薄薄的胎毛，白色的脂肪逐渐覆盖皮肤。手指和脚趾长出指甲，并呈现出隆起。牙床开始形成，头发、眉毛长出。由于皮下脂肪开始沉积，皮肤变得半透明，但皮下血管仍清晰可见。骨骼和肌肉也越来越结实。

孕妈妈的子宫在慢慢变大，孕5月时整个子宫如成年人头部大小。孕妈妈此时应该能够感受到胎动了，胎儿在子宫内不断地活动，并且在孕后期胎儿的活动将会更加频繁。由于子宫日渐增大而挤压胃肠，影响胃肠排空，孕妈妈可能会经常出现饱胀、便秘。

在饮食方面，孕妈妈要注意少食多餐。随着胎儿的不断发育，孕妈妈的腹部会逐渐胀大，需要摄入各种营养物质，然而此时胃部受到挤压，容量减少，所以应选择体积小、营养价值高的食品，有助于孕妈妈的吸收和消化。

在血压方面，孕妈妈要谨防妊娠高血压疾病。一般来说，孕妈妈这个月的血压是比较平稳的，孕20周是监测血压的关键期。如果在孕20周前，孕妈妈出现高血压，大多会考虑是原发性高血压。如果孕20周以前血压正常，孕20周以后出现高血压，就要警惕是否并发了妊娠高血压。所以，孕妈妈每次孕期检查都要重视血压的测量。

孕妈妈是痔疮的高发人群，在孕期的日常饮食中，注意多吃含纤维的食物，提高肠胃消化能力，便可以减少痔疮的发生可能。

在睡眠方面，孕妈妈不仅要保证睡眠的质量，还要注意床垫不要太软。孕妈妈在怀孕中后期，脊柱的压力要比怀孕前大，睡松软的床仰卧时，容易使腹部主动脉和下腔静脉受压，影响孕妈妈和胎儿的健康。

 ## 子宫过速增大怎么办

妊娠后为了适应胎儿的生长，子宫不断地增大。怀孕5个月时，孕妈妈的子宫日渐增大，在肚脐下方约1.8厘米的地方很容易就能摸到子宫。随着子宫的增大，孕妈妈的内脏会受到挤压，由此会出现胸口憋闷、呼吸困难等症状，所以，孕妈妈可以选择侧卧的睡眠姿势。

导致女性子宫增大的原因有很多，具体有以下几点：

①子宫肌瘤：患有子宫肌瘤的女性朋友容易导致子宫增大，多个肌瘤同时生长不仅导致子宫增大，且形状不规则，如果子宫突然增大还会有腹痛的感觉。

②子宫腺肌症：患病后由于子宫内膜能够向子宫肌层中间生长，从而导致子宫增大。

③子宫肥大症：子宫肥大症也叫作子宫慢性肌炎，患病后导致子宫增大且较硬，是子宫增大的原因之一。

如果孕期子宫过速增大，那么孕妈妈要及时去医院进行检查。异常增大的原因还可能是葡萄胎，也可能是多胎妊娠、羊水过多造成的。

 ## 出现阑尾炎怎么办

孕期更容易患阑尾炎，原因有两个，一是阑尾和子宫相邻。怀孕后，随着子宫的增大，会挤压阑尾。二是孕期女性免疫力下降，免疫屏障减弱后，也容易出现阑尾炎。孕妇患上阑尾炎，其后果比正常人更严重。因为孕期盆腔器官充血，阑尾也会充血，一旦有炎症，发展速度会很快，更容易出现阑尾坏死、穿孔，治疗不及时，甚至会威胁孕妇及胎儿安全。孕期发生阑尾炎，大多有持续腹痛、恶心呕吐和发热三大症状。所以，孕期一旦出现阑尾炎，孕妈妈要积极地进行消炎治疗。

孕期如果阑尾炎得到确诊，最好尽早进行手术治疗。如果在怀孕早期（1～3个月）出现阑尾炎，不论临床表现轻重，都应该手术治疗。怀孕中期医生也会建议手术切除，而且此时做手术，比怀孕早期时安全系数更高，通常被认为是手术治疗孕期阑尾炎的最佳时期。怀孕晚期如果得了阑尾炎，医生也会建议手术治疗，即使因手术刺激引起早产，但绝大多数婴儿能成活，手术对孕妇的影响也不大。

坐骨神经痛怎么办

在怀孕中后期，如果胎儿的头正好压在孕妈妈的坐骨神经上，孕妈妈就会有疼痛、麻木，甚至伴随着针刺样的感觉，刚开始可能是在臀部，后来会辐射到大腿，这种现象就是坐骨神经痛。如果出现坐骨神经痛，孕妈妈也不必过于紧张，但应该在孕期检查时告知你的医生。

如果孕妈妈已经确定有坐骨神经痛，当疼痛发生时，可以尝试以下几种方法减轻疼痛感。可以做局部热敷，用热毛巾、纱布或热水袋热敷半小时，可减轻疼痛感觉。也可以每天在盛有温水的浴盆中浸泡，疼痛感就可以慢慢得到缓解。在日常生活中，孕妈妈也不能掉以轻心，搬挪物品时，最好不要弯腰，而是采用下蹲的姿势。在坐的时候可以将椅子调到舒服的高度并在腰部、背部或颈后放置舒服的靠垫，以减轻腰酸背痛的不适。同时注意不要坐或站立太久，工作1小时后就要休息10分钟，起来活动活动或轻轻伸展四肢。睡觉时，采用较为舒服的姿势，可以把枕头垫在两腿间或肚子下面，这样会使坐骨神经痛得到舒缓。除此之外，每星期练习几次瑜伽也是减轻疼痛的好方法。症状轻微者，可以在家做居家按摩。如果疼痛感比较严重或者持续时间长，孕妈妈要及时咨询医生，寻求帮助。

一般情况下，大部分孕妈妈在分娩后坐骨神经痛都能自愈。

 出现头晕眼花怎么办

很多孕妈妈在孕期都容易出现头晕眼花的症状，并且有的还特别严重，会出现眼前一黑或者是想要晕倒的感觉。头晕眼花通常是低血糖的症状，也有可能是妊娠高血压的症状。

头晕和眼花是孕妇最容易出现的低血糖症状之一，常常会发生在空腹的下午和夜晚。轻者头晕眼花、步履不稳，重者突然站立或行走时出现眼前发黑、视物不清，甚至晕厥。孕妇在怀孕早期时，血中黄体酮增多，导致出现妊娠反应性呕吐，再加上这时一般吃得比较少，而身体消耗大，所以会加重头晕等低血糖症状。怀孕中后期时，孕妇的营养需求量大，如果营养补充不及时，就会出现头晕眼花等低血糖症状。

孕期出现头晕眼花等症状时，一般可通过进食得到一定程度的缓解，日常生活中也要注意检测血糖情况。如果没能得到有效的缓解，要及时去医院进行检查，看是否出现了妊娠高血压。高血压严重的时候孕妇也会出现头晕眼花的症状，出现这种情况时，一定要及时地测量血压，尽早地确诊是否患有妊娠高血压疾病。

如果是由于低血糖导致的头晕眼花，孕妈妈应尽量不要站立太久。如果突然感到晕厥，要坐下来并把头放在两膝之间，过一会儿就会好转。在由坐位到站位或在洗完热水盆浴后，起身动作要慢。

 出现腹泻怎么办

由于孕期孕妈妈体内激素水平的变化，胃排空的时间延长，小肠蠕动减弱，很容易受外界因素影响而腹泻。细菌、病毒的感染，食用粗糙、变质的食物和不良饮食习惯，由海鲜等食物过敏所引发，其他慢性疾病的并发症，都可能会造成腹泻。不同原因引起的腹泻要区别对待。孕期腹泻会导致孕妈妈脱水、电解质紊乱，从而不利于营养物质的吸收，影响胎儿的生长发育，严重时还会流产或早产。所以，孕期腹泻要引起足够的重视，但孕妈妈也不必过度紧张。首先要了解病因，针对不同的病因选择合适的方法治疗。饮食方面注意多食用流质食物，容易吸收消化，必要时要禁食、补液。

孕妈妈一旦发生腹泻，主要治疗措施是适当补液，补足因腹泻丢失的水分电解质，尤其是钾离子，补充因腹泻而失去的热量，同时要密切观察胎儿情况是否良好，有无早产或流产的征兆。患腹泻的孕妇一般可在24～96小时后恢复正常排便。如治疗无效，应进行粪便细菌学培养和药物敏感试验，同时进行肠道原虫与寄生虫检查。

另外，孕妈妈在服用治疗腹泻的药物时应格外小心，特别是抗生素类药物，氨基甙类、磺胺类、喹诺酮类及四环素、甲硝唑、利巴韦林等药物对感染性腹泻有效，但因为对胎儿有致畸作用或存在潜在的危害，所以都不能使用。孕妈妈可以服用一些微生物制剂，调整肠道菌群，扶正祛邪。即将临产的孕妇出现腹泻，应按肠道传染病进行临床隔离，以保证婴儿及产妇的安全。

 ## 出现贫血怎么办

孕妈妈在妊娠期间，由于会受到一些生理因素的影响，如妊娠期血容量平均增加50%、妊娠早期呕吐、食欲不振等，会导致血液中的血红蛋白相对降低，或者由于一些营养物质如铁、叶酸、维生素等摄入不足而引起血红蛋白不足，当孕妇的血红蛋白低于一定数值时就会出现贫血。

孕妈妈出现贫血多半是由于体内铁的摄入量不足，孕妈妈如果长期存在挑食、偏食的情况，或者患有寄生虫病，最容易发生贫血。孕妇一旦发生贫血，其身体抵抗力会相对减弱，在妊娠期、产时或产后就会很容易被各种疾病侵害，严重者还会因此出现胎儿发育迟缓，甚至引起早产或死胎。所以，在日常生活中一定要积极预防和治疗贫血，首先要考虑的便是如何保证体内铁元素的摄入量。在饮食方面，要注意补充多方面的营养，尤其是避免挑食、偏食，在膳食平衡的基础上，可适量多吃一些含铁丰富的食物，如动物肝脏、猪血、枸杞、牛肉以及蛋类、豆制品等。红枣、阿胶也是健康的补血保健品，患有贫血的孕妇可以用来熬汤饮用。

除此之外，维生素C可以促进铁质的吸收和利用。所以，如果孕妈妈出现贫血，可以每日坚持食用一些含维生素C丰富的新鲜蔬菜和水果。比如芥菜、胡萝卜、西红柿、黄瓜、豌豆、木耳等，尤其是橙子和西红柿，它们所含的大量维生素C可与铁形成可溶性螯合物，使铁在碱性条件下，一直处于溶解状态，利用肠胃对铁的吸收。如果尝试以上方法并坚持一段时间后，发现体内的血红蛋白水平低于11克/100毫升，那就说明贫血症状未得到有效的改善。孕妈妈可以尝试口服一些补铁剂，不过，口服剂必须在专业医生的指导下进行服用，不能私自大量服用。

06

孕5月营养建议

 适当增加能量的摄入

孕中期，每日对能量的需求比未孕前增加5%～10%，约增加200千卡，即一天需要摄入2300千卡能量。

影响能量需要的因素很多，如孕前体重、孕期体重增加的情况和孕妈妈的活动量等，不可能有一个确切的能量需要量适用于所有的孕妈妈。一般可根据孕妈妈体重的增长来评价和判断能量的摄入是否适宜，孕中、晚期每周增重应不少于0.3千克、不多于0.5千克。

碳水化合物、脂类和蛋白质经体内代谢可释放能量，统称为"三大产能营养素"。其中，碳水化合物是人体最重要的能量来源，人体所需的能量50%是由食物中的碳水化合物提供的。粮谷类食物是碳水化合物的主要来源，中国营养学会建议孕中期每日应摄入350克～450克粮谷类食物。

脂类是人类膳食能量最经济的来源，1克脂肪在体内分解成二氧化碳和水并产生9千卡能量，比1克蛋白质或1克碳水化合物高1倍多。孕妈妈膳食脂肪供能比为20%～30%，即一天需要从脂类食物中摄入460千卡～690千卡能量（合51克～76克脂肪）。

在一般情况下，人体主要依靠碳水化合物和脂肪供应能量，但如果这两者供能不足，如长期不能进食或消耗量太大时，体内的糖原和储存脂肪已大量消耗之后，将依靠组织蛋白质分解产生氨基酸来获得能量，以维持必要的生理功能。

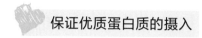 **保证优质蛋白质的摄入**

怀孕期间，胎宝宝、胎盘、羊水、血容量的增加及孕妈妈子宫、乳房等组织的生长发育约需925克蛋白质，其中胎宝宝体内约440克、胎盘100克、羊水3克、子宫166克、乳腺81克、血液135克。胎宝宝早期肝脏尚未发育成熟，缺乏合成氨基酸的酶，所有的氨基酸都是必需氨基酸，需要由母体提供。

孕中期要注意摄入足量的蛋白质，特别是优质蛋白质。孕中期孕妈妈每日应比孕前多摄入15克蛋白质。绝大多数孕妇膳食蛋白质的摄入量应达到80克以上。

食物中蛋白质含量的大致规律是：鱼、禽类、畜肉、蛋类、奶类、海鲜、内脏等动物性食物以及大豆制品含较多的蛋白质，谷类（主食）中的蛋白质也不少，而蔬菜和水果中的蛋白质通常很少。动物性食物以及大豆制品所含蛋白质不仅含量比谷类高，而且其营养价值也超过谷类，故而是优质蛋白质的良好来源。另外，坚果类如花生、瓜子、核桃、腰果、杏仁等也含有较多蛋白质，其含量与大豆相当。

因此，孕中期膳食结构中要增加动物性食物以及大豆制品的摄入量。其中，奶类每天至少250克（或毫升），鸡蛋每天1个，肉类（包括禽类、畜肉、鱼和海鲜等）每天150克，大豆每天40克（相当于豆腐200克、豆腐干80克、腐竹30克、豆浆800克、豆腐脑700克）。

 要特别注意补铁

铁是人体需要量最大的微量元素。孕中期和孕晚期，铁的需要量大增，每天应摄入25毫克和35毫克。孕早期每天摄入15毫克铁即可。因为孕中期和孕晚期对铁的需要量较大，而与此同时，大多数日常饮食铁含量不高，吸收率也低，所以，铁缺乏导致的缺铁性贫血是孕妇最常见的营养缺乏病之一。中国孕妇贫血率为30%左右，平均每3个孕妇中至少有1个患有贫血。

孕妇血液中的铁同时被母体骨髓和胎儿利用，两者之间是互相竞争关系。在竞争中，胎儿占有优势。铁一旦通过胎盘由母体运至胎儿，就不可能逆转回母体血液中。而母体骨髓中的铁却没那么"自私"，如有必要，还可以回到血液中供母体及胎儿双方利用。所以，孕妇膳食轻度缺铁时，首先危及母体而不是胎儿。当然，如果孕妇膳食缺铁严重，胎儿发育亦会受累。

　　饮食补铁是防治缺铁性贫血的有效方法。防治孕期缺铁性贫血首先要多选择富含铁的食物。含铁丰富的动物性食物有猪肝、猪血、瘦肉、牛肉、羊肉、鱼类等；含铁丰富的蔬菜有菠菜、芹菜、小白菜、鲜豆角、荠菜、芋头、豆芽、紫菜、海带、蘑菇、黑木耳等；含铁丰富的水果有大枣、葡萄、山楂、杏、桃等。蔬菜、水果还含有促进铁吸收的维生素C。粗粮和豆类的含铁量也较高。

　　不过，实践证明，防治缺铁性贫血仅仅关注食物铁含量是远远不够的，食物中铁的吸收率更为关键。不同食物中铁的吸收率有很大差别。肉类（如瘦猪肉、牛羊肉等）、动物血液（如血豆腐等）和动物肝脏（如猪肝、羊肝等）铁吸收率最高，为20%～25%；鱼类铁吸收率尚可，为11%；其他类别的食物铁吸收率就较低了，蛋类（蛋黄）为3%，谷类和蔬菜中铁的吸收率一般低于5%，如大米仅为1%，菠菜仅为1.3%，豆类铁吸收率多在7%以下。值得一提的是奶类，不仅铁含量低，而且铁的吸收率也不高，为10%，故被称为"贫铁食物"。

　　由此可见，要保证铁的有效供给，肉类、动物血液、动物肝脏和鱼类是最佳的选择。这些食物含铁多，吸收率高，而且很少被其他膳食因素干扰，是铁的良好来源。尤为难得的是，肉类和鱼类与其他食物如蔬菜和谷类搭配食用时，还可以提高这些食物中铁的吸收率。因此，孕妇膳食结构中保有一定数量的肉类和鱼类是非常重要的，它们对防治缺铁性贫血的作用几乎是无可替代的。为此，素食者更容易出现较为严重的贫血现象，要积极尽早补充铁剂。

　　除摄入富含铁的食物外，选择添加了铁的强化食品（如加铁酱油、加铁牛奶或奶粉、强化面粉等），也是防治孕期缺铁性贫血的重要手段。此外，大部分复合型营养补充剂中也含有铁。

TIPS

鉴于孕妈妈贫血发生率较高，中国营养学会将孕妇铁的推荐摄入量定为正常成年人的1.25（孕中期）～1.75（孕晚期）倍。不要在饭后喝茶，更不要喝浓茶，因为茶叶中的鞣酸可妨碍铁的吸收。

继续补充钙和维生素D

钙是人体内含量最高的矿物质。成年人体内钙总量约为1.2千克，占体重的2%。钙是构成人体骨骼和牙齿的主要成分之一，人体内绝大部分（超过99%）钙都在骨骼和牙齿中。

孕期对钙的需要量大增，显然是与胎儿骨骼发育直接有关的。在孕早期，因为胎儿的骨骼发育尚未开始，孕妈妈需要钙的量与未孕时相比，并没有增加，大致是每天800毫克。进入孕中期后，胎儿骨骼系统快速发育，钙的适宜摄入量增加至每天1000毫克，孕晚期则为1200毫克，与未孕时相比增加了50%。

孕中期和孕晚期对钙的需要量增加，主要是为了满足胎儿的骨骼发育。然而，如果此时孕妈妈膳食中钙供应不足，首先受害的却不是胎儿，而是孕妈妈自己。胎盘对钙的转运是主动式的，它像吸盘一样"吸"走孕妈妈身体里的钙。当膳食缺钙时，孕妈妈骨骼中"储存"的钙将被胎儿优先使用。这种"牺牲"孕妈妈"保护"胎儿的现象，在孕期营养中十分普遍。有研究表明，孕期摄入钙较少的女性，骨密度降至同龄非孕女性的85%。因此，孕期摄入充足的钙，与其说是为了胎儿的正常发育，不如说是对孕妈妈健康更重要。孕期钙摄入不足，不但会影响产后恢复，还是导致女性骨量减少、体质下降的重要原因之一。当然，在缺钙更为严重时，胎儿的发育也会受累。

奶类是钙的最好食物来源，不仅钙的含量高，而且吸收率也较其他食物高。所以，孕妈妈膳食结构中一定要有奶类。一般的液态奶其钙的含量大致是100毫克/100毫升（或克），或可简单地记为1毫升（或1克）液态奶含有1毫克钙。如果孕妈妈每天喝奶300毫升（300克）或相当的其他奶制品，即可摄入300毫克的钙，这一数值占孕妈妈每天钙适宜摄入量的30%（孕中期）～25%（孕晚期）。如果孕妈妈每天喝奶500毫升（500克），则可摄入500毫克的钙，这一数值占孕妈妈每天钙适宜摄入量的50%（孕中期）～40%（孕晚期）。

因为奶类是钙的最好来源，我们希望孕妈妈能通过奶类摄入较多的钙，所以主张孕妈妈特别是孕中期或孕晚期的孕妈妈，每天至少喝奶300毫升，最好喝奶500毫升。如果孕妈妈根本不喝奶的话，那么她的钙需要很难通过其他食物得以全部满足。

除奶类外，大豆和大豆食品如豆腐、豆腐干、豆腐皮、素鸡、豆腐花等含钙量也比较高，是膳食钙的较好来源。不过，豆制品中的钙含量很大程度上与加工过程中添加的凝固剂如石膏（硫酸钙）、卤水（含氯化钙）等有关。比如40克黄豆含钙76毫克，但用它做成豆腐（约为200克）后，含钙328毫克，增加了3倍多。也就是说，凡是使用了含钙凝固剂的豆制品，如豆腐、豆腐干、豆腐花等，钙的含量就比较高。而且添加凝固剂越多的豆制品，钙含量越多，比如老豆腐的钙含量就高于嫩豆腐。但没有使用含钙凝固剂的豆制品，如内酯豆腐、豆浆等，钙的含量就比较低。比如豆浆中的钙含量，仅为牛奶的1/20，这也是豆浆无法代替牛奶的主要原因。因此，一般建议孕妈妈每天摄入相当于40克大豆的豆制品，且选择含量较高的品种，如豆腐（200克）、豆腐干（80克）、腐竹（30克）、豆腐脑（700克）等。这些大豆制品可提供200毫克～300毫克的钙。如果孕妈妈膳食中奶类摄入量不足的话，应增加大豆制品的摄入量，以补充钙。

除奶制品和大豆制品外，虾皮、芝麻酱、紫菜、某些蔬菜等也含有较多的钙，亦可作为孕期膳食钙的来源。不过，需要指出的是，奶类和大豆制品是膳食钙的主要提供者，其他食物很难替代。如果孕妈妈膳食结构中奶类和大豆制品摄入量都不足的话，其他食物是很难满足每日钙需要的。此时，服用钙补充剂（如碳酸钙片剂）每天补充600毫克钙是非常必要的。

对于钙营养而言，还有一点是非常重要的，那就是维生素D。维生素D能提高食物中钙的吸收率，并促进钙在体内的利用和代谢。实际上，维生素D是调节钙代谢的关键所在。在维生素D缺乏的情况下，膳食摄入的钙将不会被好好地吸收、正确地利用。

维生素D主要来源于自身皮肤的合成。皮肤在阳光中紫外线的照射下，以7-脱氢胆固醇为原料，自动合成维生素D。所以，对孕妇而言，多晒太阳或多进行户外活动是非常必要的。绝大多数食物中维生素D含量都很少，不能满足人体需要。只有鱼肝油中含有大量的维生素D，常被加工成营养补充剂应用，每日补充400IU维生素D。

维生素C帮助铁吸收

维生素C是人体需要最多的维生素，孕中期每天应摄入130毫克维生素C。维生素C促进铁吸收的作用对孕妇尤其重要。人体肠道只能吸收二价铁（Fe^{2+}），而维生素C可以促使三价铁（Fe^{3+}）还原为二价铁而利于吸收。研究表明，在膳食中添加维生素C可使铁的吸收率提高5～10倍。临床实践表明，轻度到中度的缺铁性贫血仅靠口服维生素C即可治愈。

一般而言，蔬菜中维生素含量一般比水果更高一些，但蔬菜通常需加热烹调后食用，有相当一部分维生素C会被破坏。而水果一般都是生吃，无须加热，所含维生素C不会被破坏。两者各有所长，都是孕妇膳食结构中重要的组成部分。一般建议，孕妇每天应摄入蔬菜500克（其中绿叶菜300克）、水果200克。

在吃蔬菜和水果较少的情况下，或者出现缺铁性贫血时，在医生指导下额外服用维生素C制剂是比较可取的做法。

怀孕第3~6个月和第7~9个月是胎宝宝大脑增长发育特别快的时期，在这期间孕妈妈的营养摄入非常重要。第二阶段是神经细胞的树突增加和形成突触（一个神经细胞的轴突的末梢与另一个神经细胞的树突彼此接近，从而保证前一个神经细胞的兴奋冲动，可顺利地传递给后一个神经细胞）的时期，对人的智力来说，要远比神经细胞数目的增加更为重要。

第 7 章

孕6月，孕妈妈开始与胎宝宝有亲密互动

01
怀孕第6个月孕妈妈的身体变化

妊娠第6个月时，子宫迅速增大，宫底高22厘米～25厘米。下腹明显隆起，腹围的增长速度为整个怀孕期间最快的阶段，孕22周的子宫顶端和肚子的底端平行，怀孕至第6个月的月末宫底平脐。增大的子宫适应了快速生长的胎儿的需要，但不可避免地会压迫周围的组织和器官，孕妈妈会出现心悸、气短、胃部胀满感、腹部下坠、尿频、便秘等症状，下半身也由于血液循环不畅而极易疲劳，并且难以缓解。

这个月孕妈妈的体形凸显，行动开始有点迟缓和笨重，这很正常。随着子宫的增大，身体的重心发生了变化，突出的腹部使重心前移，为了保持平衡，孕妈妈不得不挺起肚子走路。这时可不能再穿高跟鞋了，它不仅会使孕妈妈的背部肌肉紧张程度加重而导致疼痛，而且还会使重心不稳，这很危险。另外，由于孕激素的作用，孕妈妈的手指、脚趾和全身关节韧带变得松弛，从而觉得有些不舒服。

乳房继续发育，乳腺发达，可出现泌乳现象；乳房的周围有时会出现一些褐色的小斑点，形成第二乳晕。这个阶段孕妈妈的体重在稳定增加，大约每周增重250克。

02

孕6月产检要注意的问题

　　孕6月时，孕妈妈要进行第四次产检了。主要检查内容有常规检查，如心、肺检查，血压、体重，以及血常规和尿常规检查。此外还有腹部检查和阴道检查，腹部检查主要是触摸子宫，测量子宫的增大情况以及通过B超探听胎儿心跳。阴道检查主要是内诊，阴道镜、阴道分泌物检查等。除了一些常规检查外，还需要做一个四维彩超的排畸检查。四维彩超可立体显示胎儿的面部、各器官的发育情况，甚至胎儿在母体里的状态也可以观察到。对胎儿畸形，如唇裂、腭裂、骨骼发育异常、心血管畸形等能够尽早做出诊断，这样可以及时发现问题，确诊后方便治疗。

　　此外，孕妈妈需要注意的是此次产检最重要的项目是进行妊娠糖尿病的筛检，即糖耐量筛查，用以确诊孕妇是否患有妊娠合并糖尿病。

糖筛必须空腹做

　　糖筛是妊娠期糖尿病筛查的简称。妊娠之后首次发现或首次发病的糖尿病，被称为妊娠期糖尿病。近年来患妊娠期糖尿病的孕妈妈的数量呈现增加趋势，大约占所有孕妇的10%。妊娠期间，各种因素都会导致糖的代谢发生异常，但是由于大多数人不会出现明显的相应症状，即使空腹时血糖也是正常的，所以孕妈妈并没有对此种病症有着足够的重视。但妊娠期糖尿病会对孕妇及胎儿产生很多不良影响，所以有条件的孕妇最好都要做糖筛检查。

一般孕妈妈在怀孕24～28周时需要进行采血化验筛查，且筛查前12小时要保持空腹状态。孕妈妈要与医生商量并确定好做糖筛检查的时间，以做好准备工作。注意减少淀粉（主要是面食）、糖分的摄入。也就是说尽量减少主食的食用，每餐主食量应该少于100克（即少吃米、面等主食，一天内主食的食用量最好不要超过250克）。早晨可以喝牛奶来代替大米粥。此外，不要吃油脂含量高的食品，尽量不吃高糖食品，如巧克力、可乐、荔枝、甘蔗、西瓜等。水果也要少吃，尤其是含糖量高的水果，但是孕妈妈可以多吃黄瓜、西红柿等含糖量不高的蔬菜，每日蔬菜的食用量最好不要少于500克，注意补充维生素。同时可以通过适度的运动或多喝水等方法来消化过多的糖分。

糖筛检查的前一天，饮食最好以清淡的素食为主，米饭最好也少吃，可以做清炒苦瓜等降血糖的菜品。同时由于糖筛检查要空腹，所以头天晚上8点以后不要进食，水也要少喝。做糖筛检查时需要喝糖水，此时要注意喝糖水的时候不要太快，要慢慢地一点一点地喝，切记不要一口喝完，最好是在3～5分钟喝完，以便糖分能够全部溶解于水中。喝完后最好多走动走动，这样的话在1个小时内孕妈妈体内的能量就会有所消耗，由此会帮助降低血糖浓度。抽血时间也要掌握好，从喝完糖水后的1小时开始算，也就是说如果你从7：10开始喝，7：20喝完，那就需要在8：20抽血。由于糖筛抽血时要空腹，所以检查一般都会安排在早上。

 B超羊水量检查因人而异

羊水存在于孕妈妈的子宫羊膜腔内，是维持胎儿生命所不可缺少的重要成分。羊水的成分98%是水，还有少量的无机盐、有机物和脱落的胎儿细胞。一般来说，羊水量会随着怀孕周数的增加而增多，基本上在20周时，羊水量平均是500毫升。到了28周左右，羊水量会增加到700毫升。在32～36周时最多，为1000毫升～1500毫升，而36周后羊水量又会逐渐减少。因此，临床上羊水量的正常范围是300毫升～2000毫升，如果羊水量超过了这个标准范围，会被诊断为"羊水过多症"，如果羊水量达不到这个标准，就会被诊断为"羊水过少症"，这两种状况都是需要孕妈妈给予足够重视的。

羊水量的测量，是评估怀孕是否正常的重要指标。目前，医院大多是通过B超来了解羊水量的状况，大多采取"羊水指数"的方法来确定羊水量是否正常。将子宫分为4个象限，分别测量每个象限中羊水的最大深度，再相加求其总和。总和值在8厘米～24厘米的范围说明羊水量属于正常状态，如果小于8厘米说明羊水过少，大于24厘米说明羊水过多。但由于每位孕妈妈的体质不一样，所以羊水量也会存在差异，但只要羊水量在正常范围内，孕妈妈就不需要过于担心，一旦出现羊水量过多或过少的情况，要及时就医确诊病因。

 ## 糖筛高危结果需要做糖耐检查

对于糖筛检查结果为高危的孕妈妈则需要做糖耐检查，这是为了方便确诊孕妈妈是否患有妊娠期糖尿病。如果孕妈妈患有糖尿病，这对于孕妈妈和胎儿都有着十分严重的影响。

如果糖筛检查结果显示血糖大于或等于7.8mmol，这说明糖筛检查结果异常，而孕妈妈就需要进一步做糖耐检查，即"葡萄糖耐量试验"（OGTT）。在做糖耐检查前空腹12小时，与糖筛不同的是，糖筛是先在空腹状态下喝溶于水中的50克葡萄糖，1小时后再抽血。而糖耐是先空腹抽血一次，然后将50%葡萄糖注射液150毫升加入100毫升水中，也可以将葡萄糖粉75克溶于200毫升水中，要尽量慢慢地喝，在5分钟内喝完，从喝第一口时开始计时，1小时、2小时、3小时后分别抽血查血糖。

糖耐量检查结果的正常值标准为：空腹时抽血检查血糖的结果为5.1mmol/L，喝糖水后1小时抽血检查血糖的结果为10mmol/L，喝糖水后2小时抽血检查血糖的结果为8.5mmol/L，而喝糖水后3小时抽血检查血糖的结果为6.7mmol/L。如果其中有1项检查结果的数值高于正常值，则会被诊断为糖耐量异常，如果有2项或者2项以上检查结果的数值达到或超过正常值，则会被诊断为妊娠期糖尿病。如果孕妈妈被诊断为妊娠期糖尿病，那么应该高度重视，需要在医生的指导下进行治疗，使糖耐量恢复正常，以确保孕妈妈和胎儿的健康。

03
检查血糖水平，筛查妊娠期糖尿病

妊娠期糖尿病的发病率在逐年上升，为了减少不良妊娠的发生，孕妈妈很有必要检查血糖水平以减少妊娠期糖尿病的出现。目前，医院大多采用空腹抽血来检查孕妈妈的血糖水平，因为这种方法操作简单、价格较低，对于孕妇和胎儿没有伤害，所以容易被广大孕妈妈接受。

血液中的糖分被称为血糖，而在绝大多数情况下这种糖分都是葡萄糖（Glu）。葡萄糖对人体有着十分重要的作用，它为体内各组织细胞活动提供所需要的绝大部分的能量，血糖必须保持一定的水平才能保证满足体内各器官和组织的需要。尤其对于孕妈妈来说，保持血糖处于正常的水平，有利于胎儿的正常发育以及孕妈妈自身的健康。

孕妈妈在妊娠期的血糖值有一定的标准。孕妈妈处于空腹状态时，正常的血糖值不超过5.1mmol/L，用餐后正常的血糖值不超过11.1mmol/L。孕妈妈在用餐后的1小时检测血糖水平，正常的血糖值不超过10.0mmol/L。孕妈妈在用餐后的2小时检查血糖水平，正常的血糖值不超过8.5mmol/L。

 如何预防妊娠期糖尿病

妊娠期糖尿病发生概率增加的重要原因除了孕妈妈运动减少外，还有营养过剩、心理压力等。因此随时监测体重就很有必要了。

一般孕妈妈在怀孕的头3个月，体重增加不太明显，3个月之后，体重增加

0.4千克～0.5千克最合适，如果体重增加过快，孕妈妈一定要注意控制饮食。身体一旦出现什么问题，就有可能引发疾病，甚至威胁胎宝宝的健康。日常生活中也要加强监测，且保持积极乐观的情绪，有利于胎宝宝的正常发育。

在孕前4～6个月经常参加体育活动，孕期加强运动，避免营养过剩等更有助于预防妊娠期糖尿病的发生。除了做运动外，还应该严密监测孕妇的血压、肝肾心功能、视网膜病变及胎儿健康情况等，最好在怀孕之前的检查时就要开始。在准备怀孕之前有效控制糖尿病，因为胎儿最严重的畸形是发生在怀孕早期6～7周。最重要的是要避免酮症的发生，因此要注意少量多餐，有助于营养的吸收。

 ## 妊娠期糖尿病的自我检测

孕妈妈在妊娠期间需要关注自己身体的每一项变化，因为这都有可能是身体异常或者患病的征兆。如果孕妈妈出现很容易感到饥饿、困倦，或者口渴、尿频、皮肤瘙痒等症状，则表明很有可能血糖含量不太正常。饥饿感是孕妈妈普遍出现的症状，所以大多数孕妈妈可能会不太重视。如果孕妈妈经常感觉到口渴，且需要一直喝水，由此会导致尿频，这时孕妈妈要注意是否体内血糖含量偏高。困倦感也有可能是妊娠期糖尿病引起的，所以孕妈妈如果很容易觉得疲倦，那么就要引起足够的重视了。

如果有条件，孕妈妈最好每天在家用血糖监测仪检测自己的血糖水平，分别监测空腹和餐后血糖4～6次。孕妈妈的自我检测只是粗略排查，具体检查结果还要到医院配合医生做相关的仔细检查才可得到准确的结果。

 ## 通过饮食控制妊娠期糖尿病

对于糖尿病患者来说，饮食管理对于病情的控制很重要。当然，对于孕妈妈来说，妊娠期糖尿病的饮食控制也十分重要。妊娠期的饮食管理要注意食物的热量、油脂、维生素、碳水化合物和蛋白质等摄取的含量。

首先是要注意热量需求。孕妈妈在妊娠初期不需要特别增加热量，但是在怀孕中后期时必须依照孕期所需的热量标准来摄取。其次，怀孕期间遵循少食多餐的原则，注意营养的均衡，定时定量进食。为了维持血糖值平稳以及避免酮血症的发生，餐次的分配非常重要。因为如果一次进食大量食物就会导致血糖快速上升，而孕妈妈空腹时间太久，则会很容易产生酮体，所以大部分医生会建议少量多餐，将每天应摄取的食物分成5～6餐。特别要注意的是晚餐与隔天早餐的时间相距过长，所以睡前有必要补充点心等。关于控制血糖方面，一些孕妈妈认为不吃主食就可以控制，这种想法是错误的。其实在妊娠期间，只要控制好主食的摄入量就可以了，米饭、面条、馒头等主食都可以吃，只要保证一定的摄入量即可。除此之外，孕妈妈一定要多吃新鲜蔬菜和菌菇，保证膳食纤维的摄取量，补充维生素。炒菜时用油最好以植物油为主，橄榄油最好，其次为花生油。减少油炸、油煎的食物，以及动物皮脂、肥肉等。至于水果，孕妈妈可以多吃含糖量少的水果，切记不要吃含糖量高的水果。同时也要注重蛋白质摄取，如鸡蛋、牛奶、深红色肉类、鱼类及豆浆、豆腐等黄豆制品，每天要喝至少2杯牛奶，以便获得足够钙质，但也要注意限制摄取量，千万不可把牛奶当水喝，以免导致血糖过高。饮食得到控制后，便能够延缓血糖的升高，帮助控制血糖水平，孕妈妈也容易产生饱足感。

其实，患有妊娠期糖尿病孕妇的饮食与一般孕妇相似，只是需要在医生的指导下，控制每日及每餐的饮食摄取量，同时密切观察体重，必要时需要按照医生的指示做自我血糖监测、尿酮测试。如此一来，80%孕妈妈的妊娠期糖尿病就可以得到有效的控制。

04
学会看自己的产检报告单

本月孕妈妈主要做糖筛检查和羊水量检查，因此，孕妈妈要学会看这两项检查的报告单。

 糖筛检查报告单

糖筛检查主要是通过糖耐量试验来诊断孕妈妈是否患有妊娠期糖尿病。糖筛检查报告单上主要会显示糖耐量、胰岛素、C肽等检查数据。糖筛检查的标准值是7.8mmol/L，如果数值超过7.8mmol/L一定要做糖耐量试验，而数值低于但接近7.8mmol/L的孕妈妈，不放心的话也可以根据自身情况或接受医生建议决定是否有必要继续做糖耐量试验。葡萄糖耐量试验的正常值标准为空腹5.1mmol/L，1小时10.3mmol/L、2小时8.6mmol/L、3小时6.7mmol/L，其中有2项或2项以上达到或超过正常值，则可诊断为妊娠期糖尿病，仅1项高于正常值，则诊断为糖耐量异常。

05

本月孕妈妈经常出现的问题

孕6月时，胎儿重500多克，身长大约为25厘米，胎儿的身体已经开始充满孕妈妈的整个子宫，且胎儿的身体生长得匀称起来了。胎儿薄薄的皮肤上会附着白色的胎脂，还裹着绒毯一样的胎毛，还有很多小皱纹。胎儿已经能够在子宫内中做各种各样的动作，而且也可以听到声音，如孕妈妈的说话声音、心跳的声音和肠胃蠕动时发出的咕噜咕噜的声音。同时也要避免噪声对胎儿的影响，嘈杂的声音容易引起胎儿的躁动。由于胎儿的发育，孕妈妈的子宫会逐渐地变大，体形也发生了一些变化，身体重心会向前移，腰部和背部容易感到疲劳。

孕6月时孕妈妈容易出现腿部抽筋、腹部瘙痒、贫血、睡眠质量变差、直肠出血和痔疮等一系列问题，因此孕妈妈在日常生活中要多加预防。

在怀孕中后期，由于子宫逐渐增大会压迫静脉，从而阻碍静脉的血液循环，引起瘀血，形成痔疮，排便时要避免用力过度，可以通过冰敷缓解疼痛。子宫的增大也会使下肢的血液循环运行不畅，导致腿部抽筋的发生，孕妈妈可以多泡泡脚，晒晒太阳，缓解疲劳。随着胎儿的成长、羊水的增加，孕妈妈的子宫会逐渐地膨大。当腹部在快速膨胀的情形下，超过肚皮肌肤的伸张度，就会导致皮下组织所富含的纤维组织及胶原蛋白纤维因经不起扩张而断裂，产生妊娠纹以及干痒的症状。孕妈妈要多涂抹一些保湿乳液，给肌肤补水的同时增加肌肤的弹性，使皮肤的延展性变大。随着胎儿的生长发育，胎盘与脐带的生长，需铁量也大量增加，很容易发生缺铁性贫血。妊娠期血细胞、血浆都会有所增加，相对来讲就会有血稀释，所以原来血色素不是很足，一稀释就会低于正常水平，导致贫血，改善贫血最好的方法就是改善饮食。随着胎龄的增加，胎儿体积变大，孕妇腹部逐渐隆起，睡眠时就难以找到一个合适的姿势，而且此时胎儿胎动比较频繁，影响孕妈妈的休息。

 妊娠高血压疾病应怎样调养

患有妊娠高血压的孕妈妈可能会出现蛋白尿或水肿等症状，如果病情比较严重还有可能出现头痛、视力模糊、腹痛等症状。通常来说，判断高血压的标准是等于或大于140/90mmHg。根据孕妈妈患病的轻重可以在家进行调养或者住院治疗。

如果孕妈妈是轻度妊娠高血压患者，可以在家自己进行调养，以便加强对病情的监测和相关的护理，防止病情进一步恶化。孕妈妈要减少工作量，减轻工作强度，日常生活中要注意多休息，保证晚间睡眠8～10小时，日间也要保证2小时的休息。与此同时，睡觉期间也要采用正确的睡姿，医生建议孕妈妈采用左侧卧位，这样的睡眠姿势可以改善子宫胎盘的血液循环。在饮食方面，孕妈妈可以适当多食用一些富含高蛋白、维生素，以及低脂肪的食物。另外，孕妈妈也需要适当补充铁元素和钙元素。这里需要孕妈妈注意的是，如果没有出现全身水肿的情况，就不必严格限制盐的摄入量了。也可以遵医嘱在一些药物的帮助下缓解突然的血压升高，服用适量的镇静剂保持心情的平静。孕妈妈在家调养期间也要定期到医院进行检查，如果出现持续头痛、眼花、恶心、呕吐或身体某部分水肿等症状，就必须及时就诊。

如果孕妈妈经过在家自行调养后病情没有得到有效的缓解，或者病情出现了恶化，那么就需要及时入院治疗了。在入院治疗期间，孕妈妈在饮食、睡眠等方面要保持原来的习惯，食用一些高蛋白、富含维生素、低脂肪、低盐的食物，保证营养供给充足，同时要注意多休息，保证睡眠质量。孕妈妈要积极配合医生的治疗，定时做听胎心、测量血压、尿常规等检查，定期检查尿蛋白的含量，及时了解病情发展状况。孕妈妈在住院治疗期间尤其要保持心情的平和愉悦，积极接受治疗，达到最好的治疗效果。

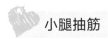 小腿抽筋

大多数孕妈妈在怀孕期间都会出现腿部痉挛的症状，多发生在小腿部位，这通常是身体缺乏某种元素的信号或身体某部分出现异常的反应。孕期发生小腿抽筋可能是由体内缺乏所需的钙质，孕妈妈长时间走路或者长时间站立，天气过于寒冷等原因引起的。

钙是调节肌肉收缩、促进细胞分裂和腺体分泌的重要营养素。由于胎儿在发育过程中所需要的一切营养都由孕妈妈提供，所以孕妈妈必须保证每天钙质的摄入量1200毫克。如果孕妈妈没有摄取足够的钙，就会造成血钙低下，导致孕妈妈肌肉收缩，所以小腿会出现抽筋，且多发生在晚上。如果孕妈妈在怀孕期间走路过多或者长时间站立，会加重腿部肌肉的负担，导致局部酸性代谢产物增加，从而引起肌肉痉挛。因此，孕妈妈在怀孕期间要保持正常的血液循环。

如果孕妈妈小腿发生了抽筋，要立即做伸展运动，首先是伸展双腿，从脚后跟开始，然后慢慢向胫骨（小腿内侧的长骨）的方向勾脚趾，伸展之后可以来回走几分钟，以缓解小腿抽筋。虽然伸展腿部运动刚开始的时候可能会很疼，但是，这样做可以减轻痉挛，疼痛感也会逐渐消失。孕妈妈平常可以多做按摩，或者热敷，以放松容易发生痉挛的肌肉。

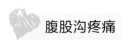 腹股沟疼痛

随着胎儿的不断发育，孕妈妈的身体会发生一系列的变化。孕妈妈可能会产生骨盆疼痛或腹股沟疼痛等不适症状。这种在骨盆附近出现剧烈的疼痛与压力，在抬腿准备下床或穿裤子的时候特别明显，有时疼痛还会扩散到背部，甚

至大腿、腹股沟等部位。

孕妈妈出现腹股沟疼痛的主要原因是，胎儿下降到骨盆腔，从而压迫到神经，而骨盆周围的韧带组织会为即将来临的生产做准备而不断拉扯、放松，使尾骨或骨盆中间出现强烈刺痛感，而这些症状也是为了分娩能够顺利进行。孕妈妈在怀孕期间出现的腹股沟疼痛的症状主要是由于趾骨分离引起的，孕妈妈不用太过担心，因为这是孕期的正常现象，而且在生产后这种状况是会慢慢恢复正常的。

孕妈妈在日常生活中要注意多加休息，保证睡眠质量，注意保暖，可以多做做运动促进血液循环，也可以通过热敷来缓解疼痛感。

 头痛

有些孕妈妈在怀孕20周之后，会开始出现头痛的症状，有时还会出现耳鸣、心悸、水肿或高血压等症状。由于孕妈妈在怀孕时体内激素的分泌量不同于孕前，血压会发生改变，从而会影响大脑的血液循环，导致孕妈妈出现头痛和眩晕的症状。但引起头痛的原因有很多种，除了孕期激素改变的影响之外，另外还有许多可能因素会引起头痛现象，引发头痛的病理变化包括炎症、损伤、压迫、牵引、推移、扩张等，而这些变化令痛觉敏感的结构受刺激后便会出现头痛。

孕妈妈出现头痛的症状时，首先要清楚自己头痛的症状是否严重。如果在怀孕初期头痛状况不严重，那么可以判断为正常的怀孕生理反应，不需要服用药物进行治疗，但是需要进行自我调养。合理搭配饮食，补充优质蛋白质，多吃新鲜蔬菜、水果等有益于孕妈妈和胎儿的健康。在多数情况下，过度疲劳也是引发头痛的重要原因。因此，孕妈妈要注意保证充足的睡眠以及睡眠质量，尽量减少工作时间和工作强度。如果头痛症状没有得到缓解，那么需要在医生的指导下服用药物治疗。如果在怀孕20周时突然出现头痛，要警惕子痫的发生，尤其是血压升高且水肿严重的孕妈妈，更要警惕是否会引发妊娠期高血压疾病。

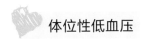 **体位性低血压**

有些体质瘦弱的孕妈妈在突然改变体位或者长时间站立以后，会出现头晕、站立不稳、视力模糊、软弱无力、出冷汗，甚至晕倒、大小便失禁等症状，这是因为有些孕妈妈基础血压本来就较低，孕中期以后，随着血液的稀释，增大的子宫对腹主动脉、下腔静脉的压迫，影响回心血量，再加上体位的改变，导致脑供血暂时性不足，出现的低血压症状。因此，孕妈妈要注意监测血压，如果血压偏低就要注意变动体位时要缓慢，或者在每一种体位改变之间可稍歇2～3分钟。

预防体位性低血压，孕妈妈要适当吃得咸一点，多喝水，增加血容量，血压也会上升。同时，对于低血压，增加营养比较重要，其次就是加强体育锻炼，提高身体调节功能。还要保证充足的睡眠时间，避免过度劳累和长时间站立。做些轻微的四肢准备活动，有助于促进静脉血向心脏回流。

 孕妇便秘

孕6月时，孕妈妈可能会出现便秘，为避免便秘或减轻便秘症状，孕妈妈应该经常吃富含纤维素的蔬果、粗粮等。此外最好多散步或做些适度的运动活动筋骨，并且保证充分的休息和睡眠。孕妈妈觉得无聊也可以尝试短程旅行，但注意不要做过于激烈的运动。

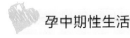 **孕中期性生活**

此时胎儿的发育比较稳定了，早孕反应也过去了，孕妈妈可能会感觉性欲增加了。这时可以适度地进行性生活，有益于夫妻恩爱和胎儿的生长发育。可采取你们习惯和舒适的姿势，但是注意不要压迫腹部。

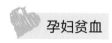 **孕妇贫血**

处于妊娠期的孕妇，受生理因素的影响，容易出现贫血，多半是缺铁性贫血。所以孕妈妈要注意多吃富含铁质的食物如瘦牛肉、鸡肉以及强化谷物等。需要的话可以在医师的指导下服用补铁剂。

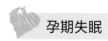 **孕期失眠**

孕中期开始，由于激素的变化，加上身体的不适，孕妈妈会出现睡眠质量下降的情况。在晚饭后，可以与准爸爸一起散散步，调节一下情绪，避免饮用含咖啡因的饮料，慢慢养成有规律的睡眠习惯。

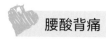 **腰酸背痛**

子宫内日益增大的胎儿会压迫孕妈妈的脊椎，可能会经常感到腰酸背痛。此时，孕妈妈需要多休息，最好每工作1小时后就放松5～10分钟，将自己的活动量控制在体力能承受的范围之内，而且要避免长时间站立和步行。

06

孕6月营养与保健

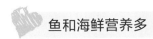 鱼和海鲜营养多

比较而言，鱼类和海鲜中所含脂肪与胆固醇要少一些，尤其是饱和脂肪酸更少，主要是不饱和脂肪酸。而且，鱼类和海鲜的脂肪中还含有在其他食物中难得一见的"ω-3型长链多不饱和脂肪酸"，即DHA和EPA。这些特别的脂肪酸不但对血脂和防治心脑血管疾病有利，还会促进胎儿大脑和视神经的发育。很多权威机构给出的膳食指南，都建议人们"首选鱼类和海鲜"。普通成年人鱼类和海鲜的每日推荐量为75克~100克。考虑到孕期需要更多的营养，特别是DHA和EPA，一般建议孕中期和孕晚期鱼类与海鲜的每日摄入量为100克和150克。

不单鱼类和海鲜，鸡、火鸡、鸭、鹅等禽肉类在理论上也要比畜肉类好一些，其饱和脂肪酸和胆固醇的含量更低。但就国内目前的情况来看，鸡肉、鸭肉的安全性不及猪肉，滥用激素、抗生素等药物的问题在禽类养殖业尤其严重。有鉴于此，一般将禽肉类和畜肉类合并推荐，孕中期每天摄入50克~100克，孕晚期每天100克。当然，这一推荐量还要有较大的灵活性。假如孕妈妈的膳食中缺少鱼类和海鲜，那么畜禽肉类的摄入量必须增加（增加的重量大致与鱼类和海鲜缺少的重量相当），才能满足孕期对优质蛋白质的需要。

其实，鱼类和海鲜也可能存在较大的安全隐患，如重金属污染、养殖用

药残留等。甚至美国FDA和中国香港卫生署都曾经发出过"孕妇不要吃太多海鲜"的警告。

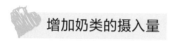 **增加奶类的摄入量**

奶类是优质蛋白质、维生素A、维生素B$_2$和钙的重要来源。尤其是奶类对人体所需钙的贡献，几乎是其他食物无法替代的。

1. 每天食用两次奶制品

调查表明，中国居民钙摄入量普遍偏低。所以《中国居民膳食指南》中加大了对奶类的推荐量，建议每人每天饮奶300毫升或相当的奶制品。考虑孕中期和孕晚期钙的需要量远超过普通人，建议孕妈妈每天摄入300毫升～500毫升牛奶或相当的奶制品，这意味着每天要食用两次奶类。

奶类的营养缺点是含有较多的饱和脂肪酸。当孕妈妈每日饮奶量达到500毫升时，为避免摄入过多的饱和脂肪，宜全部或部分选择低脂牛奶或奶粉。尤其是那些孕前即肥胖或孕期体重增长过快的孕妈妈，更应如此。

2. 乳糖不耐受的人也可以喝奶

有相当一部分人喝奶之后出现腹胀、腹部不适、腹泻、排气增多等症状。此种现象称为"乳糖不耐受"，是因为这些人肠道中乳糖酶活力不足，无法消化牛奶中的乳糖所致。很多人因此放弃了喝奶，这是非常错误的。

其实，乳糖不耐受的人仍然可以喝奶，只要注意选择那些不含乳糖或乳糖含量极少的奶制品就可以了。最常见的是酸奶。鲜奶经乳酸菌发酵成酸奶后，大部分乳糖被转化成乳酸了，可以明显减轻或消除乳糖不耐受者的症状，而且酸奶的营养价值要高于鲜奶。

另一个选择是低乳糖牛奶。这种牛奶中的乳糖大部分（90%）已经被提前分解，基本可以避免乳糖不耐受问题。目前市场上有多种此类牛奶产品，如舒化奶等。此外，少量多次地饮奶，避免空腹喝奶，把牛奶或奶粉和其他食物混合烹调（如制作牛奶鸡蛋饼、牛奶花卷、牛奶小窝头、奶蛋羹等）等措施，也可以解决乳糖不耐受问题。

3. 要牛奶不要"牛奶饮料"

除液态牛奶、酸奶外，奶粉、奶酪、淡炼乳（而不是甜炼乳）以及羊奶等奶制品都可以纳入孕期食谱。特别有一些专门为孕妈妈设计的"孕妈妈奶粉"，更适合孕期营养需要。

不过，有两种"奶制品"貌似牛奶但实非牛奶，它们的营养价值与牛奶不可同日而语。一种是牛奶饮料或酸奶饮料，它们的蛋白质含量通常只有1%左右，而牛奶的蛋白质含量≥2.9%（调味酸牛奶蛋白质含量标准略低，为≥2.3%）；另一种是奶油，也称"黄油"或"白脱"（butter），其主要成分就是奶中的脂肪。这两种产品都不在膳食指南的推荐之列，不能用来代替奶制品。

 多吃纤维素缓解便秘

孕妈妈由于胃酸减少，体力活动减少，胃肠蠕动缓慢，加之胎宝宝挤压肠部，肠肌肉乏力，常出现便秘，严重时可发生痔疮。如果孕妈妈进食大量高蛋白、高脂肪的食物，而忽视蔬菜的摄入，就会使胃肠道内纤维素含量不够，不利于食糜和大便的下滑。而粗纤维有刺激消化液分泌、促进肠蠕动、缩短食物在消化道通过的时间等作用。粗纤维在肠道内吸收水分，使粪便松软、容易排出。

健康的膳食模式应该是谷类食物、水果和蔬菜兼顾。全谷类食物是获取膳食纤维的重要途径，但不是唯一途径，蔬菜、水果、坚果和植物种子中也含有丰富的纤维。膳食纤维在这些食物中的含量因食物种类不同而存在差异，比如豆类、梅子、李子、无花果中纤维含量较高，而莴苣、芹菜、菜花中的含量很低。

购买食物时应该选择成分标签上注明是全谷类的食物，标有"100%全谷类"的食物是最好的。需要提醒大家的是，不要被一些标签上的"多种谷类""6种谷类""用无漂白面粉制造"等字样所误导，这些食品大多是精制谷类食物。另外，没有标明"全谷类"字样的黑麦和小麦面包同样也是使用精制面粉为原料的。

TIPS

孕妈妈们可在手边准备一些富含纤维素的小零食，既能解馋，又能随时随地补充纤维素。

第 8 章

孕7月，胎宝宝正在成长中

01

怀孕第7个月孕妈妈的
身体变化

妊娠第7个月的月末时，宫底在脐上3横指处。增大的子宫压迫下半身的静脉，使下半身出现静脉曲张。下肢承担体重并被子宫压迫而影响回流，容易出现水肿。子宫压迫骨盆底部，容易发生便秘和痔疮。

腹部越来越沉重，腰腿痛因而更加明显，孕妈妈可能会感到有些疲惫。另外，随着腹部的不断增大，这时孕妈妈会发现肚子上、乳房上会出现一些暗红色的妊娠纹，脸上的妊娠斑也明显起来。有的孕妈妈还会觉得眼睛发干、发涩、怕光，这些都是正常现象，不必过于担心。

乳房的乳腺管和腺泡增生，脂肪沉积，乳头增大变黑、易勃起，乳晕变黑。孕28周前后，乳房可能分泌初乳，是真正乳汁产生之前的分泌物。

这时的孕妈妈可能会觉得心神不安，睡眠不好，经常做一些记忆清晰的噩梦，这是在怀孕阶段对即将承担的妈妈的重任感到忧虑不安的反应。这是正常的，不必为此自责。孕妈妈应该为了胎儿的健康发育保持良好的心境，可以向丈夫或亲友诉说内心感受，他们也许能够帮助孕妈妈放松下来。

02
孕7月产检要注意的问题

孕妈妈在怀孕7月时要进行第5次的产检，检查项目除了常规体检项目外，还要进行抽血检查是否出现乙型肝炎，以及检查胎儿的胎位、孕妈妈的骨盆，为分娩做准备。到怀孕第8个月，孕妈妈要每两周就做一次产检，而到怀孕第10月时就要每周进行检查了。

孕妈妈尤其要注意的是这个月的重要检查项目即超声波检查，主要是通过超声波观察胎儿的外观发育上是否出现较大问题。通过超声波检查可以知道羊水量的多少、了解胎儿的生长发育情况，判断胎盘是否正常，用于产前疾病诊断，还有观察胎儿生理活动等情况。医生主要通过超声波检查仔细测量胎儿的头围、腹围、大腿骨长度，检查脊柱是否有先天性异常，防止胎儿发育产生异常，尤其是发育是否存在畸形。孕妈妈在做超声波检查时不需要空腹，但要注意保持冷静平和的心态，保证检查结果的准确性。

这次产检时，孕妈妈要十分关注是否存在贫血状况，这一时期最容易发生贫血，因此一定要做贫血检查，如果发现有贫血症状，一定要在分娩前治愈。产检时会进行盆骨测量，医生通过测量骨盆的大小，可以初步估计出孕妇是否能自然分娩或者是否会导致难产等。此外，医生还会进行胎位检查，如果发现胎儿胎位不正，会采取相应的措施给予纠正。

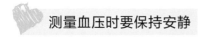

正常人的血压在一天内的不同时间测量会出现不同的结果，不同的精神状况和不同的测量姿势也会使得测量结果出现。孕妈妈在测量血压时，由于子宫内胎儿的不断发育，子宫会逐渐变大，会压迫孕妈妈身体的各处神经。如果孕妈妈在测量血压时，身体状态不佳，是会影响检查结果的。

孕妈妈在这一时期很容易患有妊娠期高血压，所以，在进行产检时，要格外注意血压状况。因此，孕妈妈一定要保持正确的测量姿势及平和的心态，保证检查结果的准确性。为此，一定要保证孕妈妈在测量血压时周围的环境处于安静状态，有助于其平复紧张的心情，保持平和安稳的情绪。孕妈妈如果处于紧张状态，或者情绪波动较大，是不建议进行血压测量的，而且此时测量的结果也不准确。

出现贫血，及时治疗

孕妈妈在妊娠期间，由于生理因素的影响，血容量增加，而其中血浆的增加比红细胞的增加要多，因此血液被稀释，导致生理性贫血的发生。当红细胞计数低于350万/立方毫米或血红蛋白在10克每百毫升以下，就会被诊断为贫血。

孕妈妈在怀孕期间出现贫血，多半是由于缺铁或者缺乏维生素B_{12}、叶酸等原因导致的。怀孕后的女性对铁元素的需求量明显增加。铁是制造血红蛋白的基本元素，含有血红蛋白的红细胞能把氧气运送到孕妈妈身体的其他细胞，以保证其他细胞生长所需能量的供给。由于在怀孕期间，孕妈妈体内的血液量会增加30%~45%，因此，会需要比平时更多的铁来为额外增加的血液量合成血红蛋白。另外，胎儿的生长发育还需要孕妈妈来提供，所以孕妈妈身体中的铁还需要一部分来满足发育中的胎儿和胎盘的需要。但是，大多数孕妈妈在怀孕开始时都没有能够储存足够的铁，因此没能及时满足身体对铁含量的需求，尤其是在怀孕中期和晚期，孕妈妈很容易出现贫血症状。

一旦确定孕妈妈患有妊娠期贫血，应当立即在医生的指导下进行治疗。首先应该加强预防措施。孕妈妈要适当注意补充营养，特别是蛋白质及新鲜蔬菜的摄取。如果孕妈妈已经贫血，在补充营养的同时要适当地服用制铁剂。如果孕妈妈胃酸缺乏，可以补充稀盐酸和维生素C，这有助于对铁的吸收和利用。一般情况下，如果孕妈妈的血红蛋白在6克每百毫升以上，医生会建议孕妈妈采用口服铁剂的治疗方法，但要注意的是选用服铁剂时一定要考虑它的副作用和利用率，如硫酸亚铁、琥珀酸亚铁、富马酸亚铁、硫酸甘油及葡萄糖酸亚铁等，这些铁剂的副作用小且利用率高。如果孕妈妈的血红蛋白小于5克每百毫升或者红细胞小于150万/立方毫米时，要及时进行输血治疗，最好是每次输血量要小，可以增多次数，这样有利于孕妈妈的吸收。如果孕妈妈为巨幼红细胞性贫血，可服用叶酸及维生素B_{12}等药物，同时补给铁剂。

除了进行药物治疗外，孕妈妈也要注重日常的饮食习惯，餐饮搭配要合理，餐次分配要均衡。如果注重饮食调养，将会对孕妈妈的贫血症状有很大改善。

做心电图检查不要空腹

心电图是临床最常用的检查之一，是利用心电图机从体表记录心脏每一心动周期所产生的电活动变化图形，其应用十分广泛。通过心电图检查，可以记录人体正常心脏的电活动，帮助医生诊断患者心律是否失常，诊断心肌缺血、心肌梗死，判断心肌梗死的部位，诊断心脏扩大、肥厚，判断药物或电解质情况对心脏的影响，以及判断人工心脏起搏状况。

做心电图检查时，有许多注意事项需要孕妈妈提前做好准备。首先是不要空腹做心电图，以免出现低血糖或心跳加速，这样会影响心电图的结果。也不要在匆匆忙忙的状态下去做心电图，检查前最好先休息一会儿，等平静下来再做检查。在检查时既不要紧张，也不要说话，否则会产生干扰现象，影响心电图的清晰度。做心电图时，最好穿一些容易穿脱的衣服（特别是在冬季）。

如果身上有手表、手机等物，最好先取下来放在一边，以免对心电图机产生干扰。患有心脏疾病的孕妈妈做心电图时，最好带上前一次的心电图报告，供医生参考。

孕期的心电图检查可以检测孕妈妈心脏的承受能力，还可以筛查出孕妈妈是否存在心血管高危因素，以便进行重点监护指导和治疗，有利于控制病情进一步发展，最大限度地保障孕妈妈和胎儿的安全。对于患有心脏病的孕妈妈来说，应及时告知妊娠对母婴的危险，以达到安全分娩，确保母婴安康。除此之外，通过心电图检查还要考察孕妈妈的心脏是否能够承受分娩的全过程。尤其是为了保证检查结果的准确性，一定不要使自己处于空腹状态。如果孕妈妈空腹做心电图检查，会出现低血糖或心跳加速等症状，从而影响检查结果。

 ## 做心电图检查要平静

孕妈妈在做心电图检查时，要保持身体处于平静状态，心态要平和，也不要紧张，尽量避免外界事物的干扰，如果之前有激烈的运动，应当在身体和情绪平复下来之后再进行检查。

孕妈妈在怀孕期间，心脏的负担会经历两个高峰时期，分别是怀孕32～34周和分娩时。孕晚期血容量增加，至怀孕32～34周达高峰，增加40%～45%，这时心脏的负荷加大。在生产的时候孕妈妈的血液处于瘀滞度上升，外周循环阻力增强，一些孕妈妈在这时会很容易诱发心脏功能不全甚至导致心脏衰竭。因此，在这两个时间段内孕妈妈要做好心电图检查，查看心脏的承受能力，这样有利于分娩的顺利进行。

 ## 胎动异常要警惕脐带绕颈

孕妈妈在怀孕期间，初次感受到胎动时是满满的喜悦，然而有时候会突然感觉胎动减少的状况出现，在排除了胎儿处于睡眠状态、使用了镇静剂等药物、出现血糖降低等情况下，孕妈妈要警惕是否出现了脐带绕颈。

如果孕妈妈感觉到急促的胎动后突然停止，这可能是胎儿发生了脐带绕颈或打结。正常的脐带长度为50厘米，如果脐带过长则容易缠绕胎儿的颈部或身体。孕7月时，胎儿已经发育基本成熟了，而且十分好动，能够在羊水里自由地运动，也会经常翻身打滚，所以在翻身的过程中一不小心脐带就会被卡住。胎儿一旦出现脐带缠绕或是打结的情况，会使血液无法流通，导致胎儿因缺氧而窒息。所以如果孕妈妈感受到胎动出现急促的变化，经过一段时间后又突然停止，这就是胎宝宝发出的异常信号，孕妈妈要足够地重视，必要时要及时到医院检查，确认胎儿此时的情况。

另外，胎动异常有可能是孕妈妈发热或剧烈运动引起的，也有可能是胎盘早期剥离，这种情况多发生在孕中期。无论是哪种情况，如果孕妈妈感受到了胎动异常，就要及时到医院进行确诊，并进行及时的治疗，确保胎儿的安全。

03

胎盘检查

胎盘是母体与胎儿间进行物质交换的器官，是胚胎与母体组织的结合体，由羊膜、叶状绒毛膜（chorion frondosum）和底蜕膜构成。胎盘内有孕妈妈和胎儿两套血液循环，两者的血液在各自的封闭管道内循环，两者之间有胎盘屏障相隔，因此可以进行物质交换。胎盘对胎儿的发育起着举足轻重的作用，所以检测胎盘功能是否正常是孕妈妈必须做的工作。

通常可以通过计数胎动、化验胎盘的分泌物、监测胎心率以及B超检查等，检查胎盘功能是否健全。孕妈妈在家里自己可以通过计算胎儿胎动次数来检测胎盘功能是否正常，如果孕妈妈觉得检测结果不准确的话可以到医院进行化验检查、胎心率监测、B超检查等检测胎盘功能。不过防止胎盘功能异常的最好方法就是预防了，孕妈妈一定要注意保证日常营养吸收以及营养均衡。同时也要遵照医生的要求，定时做产前检查，尤其是患妊娠高血压疾病，心脏、肾脏等疾病的孕妈妈。只有这样，才利于及时发现胎盘功能异常，以便进行及时治疗。

 B超检查胎盘要注意异常情况

孕妈妈在怀孕的第3周时，胚胎已长到0.5厘米～1厘米长，重量不到1克，胚胎此时就像一条透明的小鱼，到怀孕的第4周时，胎盘已基本成形。胎盘由无数的绒毛组成，它对于胎儿的成长起着十分重要的作用，它是胎儿与孕妈妈进行物质交换的场所。

　　胎盘是胎儿吸收孕妈妈给予的氧气和营养，并且将新陈代谢的废物排出的交通枢纽，如果在B超检查中不能及时发现胎盘出现的异常情况，并且不能及时解决出现的问题，那么将会威胁到胎儿生存和健康。通过B超检查，可以检测胎盘形态、位置、内部回声、成熟度等方面是否正常，以便及早地确诊存在的问题并及时治疗。

　　胎盘异常情况主要表现为以下几种：前置胎盘、胎盘早剥、异常形态胎盘、粘连性胎盘和植入性胎盘、胎盘白色梗塞。孕妈妈如果在妊娠期间出现了流血现象，则要及时到医院就诊。可以进行B型超声波检查，这是诊断胎盘是否发生异常的最有效的确诊手段。B超检查可以清楚地将胎盘的位置、性质、胎儿的状况显示在荧光屏上，医生通过观看B超检查结果可以进行及时的诊断和处理。通常来讲，前置胎盘对于胎儿没有直接明显的影响，既不会影响胎儿的发育，也不会威胁胎儿的生命安全。如果出血情况不是很严重，只要把血止住了，孕妈妈便可以继续妊娠。如果情况比较严重，那么孕妈妈就要考虑是否要终止妊娠了。以便及时地进行手术，保证孕妈妈和胎儿的安全。

　　孕妈妈需要注意的是如果在怀孕7个月以后，阴道发生无痛性反复出血或者在分娩时毫无预兆地发生出血，并无任何先兆和疼痛感觉，那么需要马上进行B超检查，确保胎盘情况正常。

 ## 胎盘成熟度分级是什么

　　随着孕妈妈怀孕周数的增加，胎盘也会出现由新到老的变化，这些变化被称为胎盘成熟度，医学上通常会把胎盘的成熟度分等级，而进行胎盘成熟度分级有利于医生通过B超检查观察胎儿在体内的情况。由于胎盘会随着孕妈妈妊娠的进行而逐渐生长成熟，当胎盘成熟到一定程度时，它的功能就会相应地减退，就像老化一样，从而无法正常为胎儿提供营养和氧气，所以将胎盘成熟度分级就是为了衡量胎盘的成熟程度，确保胎盘发育正常。

胎盘成熟度通常会分为4个等级。0级表示胎盘发育还未成熟，1级表示胎盘发育已基本成熟，2级表示胎盘发育已经成熟，3级表示胎盘已经开始衰老了。当胎盘成熟等级处于3级时，说明由于胎盘内钙化物质和纤维素的沉着，导致胎盘输送氧气和营养物质的能力降低，胎儿随时都有可能因为缺氧而发生危险。

每位孕妈妈的胎盘的成熟情况是不同的，但大致情况如下：一般孕妈妈在妊娠中期（12～28周）时，胎盘发育情况处于0级，即胎盘发育还未成熟；在妊娠晚期（30～32周）时，胎盘发育情况处于1级，即胎盘发育已基本成熟；而孕妈妈在怀孕36周以后，胎盘发育情况处于2级，即胎盘发育已经成熟。如果孕妈妈在怀孕37周以前发现胎盘已经处于3级，那么说明胎盘已经开始提前衰老了，并且要结合双顶径的值以及对胎儿体重估计。如果胎儿重约2500克，那么就可以确定发生了胎盘早熟的情况，这时要警惕是否会发生胎儿宫内生长发育迟缓的状况。如果孕妈妈在怀孕38周时胎盘进入了3级，那么则标志着胎盘已经发育成熟了，之后胎盘就会开始老化了。

前置胎盘的孕妈妈要注意

孕妈妈发生前置胎盘可能是子宫内膜发生病变、胎盘面积过大或者孕卵滋养叶发育迟缓等原因造成的。如果孕妈妈本身属于高龄产妇，也容易发生前置胎盘。

孕妈妈要注意以下情况。在怀孕期间，尽量避免搬抬重物，尤其是在怀孕中后期，日常生活中一定要多加小心，不要使自己的腹部承担太多的压力，以避免危险的发生。关于性行为，孕妈妈要视情况的不同决定是否暂停性行为。如果阴道发生了出血或者在怀孕后期发生了不明原因的出血，那么孕妈妈就不宜进行性行为。在发生性行为时，也要避免太过激烈或者压迫腹部的动作。孕妈妈在日常生活中，不宜过于劳累，要注意多休息，保证睡眠时间和睡眠质量。如果孕妈妈在妊娠期间发生了出血的症状，无论出血量多少，都应该马上到医院进行B超检查，确保胎儿的安全。

同时孕妈妈在饮食方面也要多加注意。孕妈妈应尽量遵循少食多餐的进餐原则，尤其是在怀孕后期，要注意多摄取铁质。但这段时间，由于胎儿的发育使得子宫不断变大，从而压迫到肠胃，一次进食如果比较多，孕妈妈会容易感到饱胀，而且容易引起便秘或腹泻。所以，应该少吃多餐，一日吃四五次为宜，而且要把重点放在午餐上，主食的量可以减少些，注意增加副食的营养，也可以适当多吃些乳制品、新鲜蔬菜等，可以防止发生便秘。日常餐饮的调味要适当清淡些，尽量少用盐和酱油，如果觉得口味不足，影响食欲，可以适当放些糖和醋，进行调味。孕妈妈要根据自身的具体情况合理配置饮食，也可以请教医生，结合自身的体重和工作量大小，以及胎儿的发育情况，制定一份营养食谱。孕妈妈在补充蛋白质时，要注意选择容易消化的优质蛋白质，如鱼肉等，也可以多进食动物肝脏、肾及含叶酸多的蔬菜，补充维生素和矿物质，可以帮助修复肝肾。肾脏不好的孕妈妈，还要控盐的摄入量，通常每日摄盐3克。孕妈妈在妊娠后期容易出现妊娠中毒症及其他妊娠并发症，这时饮食要根据并发症的性质及发病程度进行调节。比如，血压增高、水肿严重、出现蛋白尿等，应该立即限制蛋白质和盐的摄入量，并且在医生指导下，制订"治疗食谱"。

04
学会看自己的产检报告单

本月孕妈妈主要学会看的是B超检查和心电图检查的报告单。

 看懂本月B超检查报告单

B超检查既可以测量胎儿各个部位的发育情况，也可以在孕早期帮助孕妈妈确定具体的怀孕时间，即孕周，通过测量胎头的双顶径、头围、腹围及胎儿股骨的长度等数据，可以帮助医生了解胎儿的发育情况，掌握胎儿的发育现状。B超检查还可以清楚地观察胎盘，判断胎盘结构、胎盘成熟情况等，检查胎盘与子宫壁之间有无分离、出血等情况。除此之外，还可以清楚地了解胎盘的位置是否正常，胎盘有无血管瘤的存在，胎盘是否与孕龄关系一致等，可以明确地诊断出前置胎盘，胎盘早期剥离等疾病，保证孕期不会出现意外情况。通过B超检查，可以使孕妈妈直观地了解胎儿的生长发育情况，如呼吸情况、胎儿的运动、整个身体大的运动、肢体的运动、胎儿的吞咽动作等一系列情况，帮助医生判断胎儿在宫内是否出现了缺氧或者受损等情况，确保胎儿的安全。

关于腹围：在胎儿脐水平的腹部横断面，垂直于脊柱，平面内见脊柱、胃泡、门静及肝脏，测腹壁外缘前后径之和乘1.57就可以获得腹围数值。孕7月时，腹围的平均值为22.86厘米左右。

关于胎头：轮廓完整为正常，缺损、变形为异常，脑中线无移位和无脑积水为正常。BPD代表胎头双顶径，怀孕到足月时应达到9.3厘米或以上。孕7月时，胎头双顶径为7.24厘米～7.65厘米。

关于胎心：有、强为正常，无、弱为异常。胎心频率正常为每分钟110次～160次。

关于胎动：有、强为正常，无、弱可能胎儿在睡眠中，也可能为异常情况，要结合其他项目综合分析。

关于股骨长度：胎儿大腿骨的长度，它的正常值与相应的怀孕月份的BPD值差2厘米～3厘米，比如BPD为9.3厘米，股骨长度应为7.3厘米；BPD为8.9厘米，股骨长度应为6.9厘米等。孕7月时，股骨长度为5.35厘米～5.55厘米。

关于羊水：羊水深度在2厘米～8厘米为正常，超过8厘米为羊水增多，少于2厘米为羊水减少。

关于脊椎：胎儿脊柱连续为正常，缺损为异常，可能脊柱有畸形。

关于脐带：正常情况下，脐带应漂浮在羊水中，如在胎儿颈部见到脐带影像，可能为脐带绕颈。

关于S/D：S/D是指胎儿脐动脉收缩压与舒张压的比值，与胎儿供血相关，当胎盘功能不良或脐带异常时此比值会出现异常。在正常妊娠情况下，随怀孕周数的增加，胎儿的需要也在增加，S/D表现为S下降，D升高，使比值下降，近足月妊娠时S/D小于3。

如果对于某项数据存在疑问，要及时向医生咨询相关具体情况。

 看懂心电图报告单

孕妈妈做心电图检查主要是确定心脏的承受能力，以及是否患有心脏疾病等，确保在分娩过程中不会出现心脏方面的问题，保证分娩的顺利进行。

心电图的检查报告单上通常会出现以下医学名词：窦性心动过速、窦性心动过缓、窦性心律不齐、ST段、Q-T间期、P-R间期、P波、T波、U波等。

正常的心率为60次/分钟～100次/分钟。窦性心动过速主要是指成人窦性心律频率大于100次/分钟。这种情况常常是由于运动、精神紧张、发热等引起的，或者是患者患有甲状腺功能亢进、贫血、失血、心肌炎等疾病引起的，或者是在拟肾上腺素类药物的作用下引起的。而心率小于60次/分钟时，报告单会显示为窦性心动过缓。如果P-R间期时间差异超过120ms（3小格），但又明确不是期间收缩导致的，就说明是窦性心律不齐。

孕妈妈在做心电图检查时，要保持情绪的平和稳定，以保证检查结果的准确。

05

本月孕妈妈经常出现的问题

从孕7月开始，由于胎儿的生长发育加快，孕妈妈的腹部会迅速增大，会很容易感到疲劳。同时，身体一些部位也会出现明显的肿胀，腿部、脚部等都会出现水肿，可能还会出现痔疮、静脉曲张等症状，孕妈妈可能会感到不适。而且这时孕妈妈的宫高在21厘米～24厘米，因此偶尔会感到肚子一阵阵的发硬发紧，但不用太过紧张，这只是假宫缩。由于腹部的逐渐变大，孕妈妈的腹部会向前倾得比较厉害，所以身体重心移到腹部下方，只要身体稍微失去平衡，就会感到腰酸背痛或腿痛。而且由于腹部过于沉重，孕妈妈在休息时如果处于平躺状态会感觉喘不过气来，而在侧卧状态时会休息得比较好。

由于孕妈妈身体日渐沉重，所以动作在平时会比较迟缓，也比较笨拙，尤其是在洗澡时要注意千万不要滑倒。尽管胎儿有羊水的保护，但如果摔倒还是会很容易发生早产的危险，必要时，孕妈妈可坐在小板凳上进行洗浴。

 孕期水肿怎么办

在怀孕早期，由于胚胎发育得比较缓慢，所以很少有孕妈妈会发生水肿，但是到了怀孕的中后期，由于胎儿在腹中不断长大，很多孕妈妈会发生水肿，而且这种现象会随着怀孕周数的增加而变得越来越严重。胎儿经过不断的发育，体积逐渐变大，这会慢慢地对孕妈妈的腿部血管以及腹股沟大静脉形成压迫，会导致体液堆积在下体，所以比较容易形成水肿。有的孕妈妈在水肿时能够感觉到明显的不适，有的孕妈妈可能没有那么敏感。孕妈妈可以尝试用拇指按压小腿的胫骨的方法来判断是否发生了水肿。如果皮肤出现凹陷后不能很快地反弹回来，这就说明下肢已经水肿了。

一般在孕28周之后，由于孕妈妈的肚子会变得比较大，这时会很容易发生水肿。孕妈妈容易发生水肿的部位是双脚和脚踝。如果水肿从脚踝蔓延到了小腿，而且孕妈妈会感觉到明显的不适，为了避免出现先兆子痫以及各类并发症，孕妈妈要立刻去看医生。如果只有一条腿水肿而且变红变粗，也最好及时就医，因为孕妈妈此时很可能已经患上血栓。

为了缓解孕期水肿，孕妈妈要照顾好自己的肾脏，因为肾脏是机体排水的枢纽。日常生活中，孕妈妈可以多吃一些保肾护肾而且具有利尿效果的食物，比如香芹、柑橘、大蒜等，这类食物有利于提高体液循环的效率。同时也要多吃一些富含维生素C、维生素E的食物，如辣椒、西红柿、土豆等，这类食物可以有效地改善孕妈妈水肿的现象。

除了改善饮食习惯外，孕妈妈在日常生活中可以做一些强度较低的运动，促进血液循环。孕妈妈在平躺时可以抬高下肢，因为下肢部位尤其是脚部距离心脏比较远，静脉血回流的动力很小，所以把下肢抬高后，依靠惯性作用可以将脚部的血液送回心脏，水肿也就自然而然消失了。孕妈妈在坐着时，要将脚垫得高一些，最好找个可以把脚抬起来的地方，这样有利于促进腿部血液的循环。孕妈妈可以适当散步，这种运动强度低，既能促进血液循环，也有助于在怀孕期间保持锻炼，保证身体健康。如果有条件的话，孕妈妈也可以尝试游泳，游泳是一项全身运动，能够有效地促进血液循环。如果没有条件，孕妈妈可以在一级台阶上反复做阶梯运动，这项运动可以很好地锻炼到腿部的肌肉，有效地预防发生筋脉瘤，但是在做阶梯运动时一定要注意安全，阶梯的两旁最好有可以手扶的东西，如栏杆，或者身旁有人陪同，防止由于失去重心而摔伤。孕妈妈也可以经常按摩腿部，按摩能够有效地促进血液循环和消除水肿。每天睡觉前，准爸爸可以坚持给孕妈妈按摩，既有助于孕妈妈消除疲劳、预防水肿，还可以帮助提高孕妈妈的睡眠质量。

如果孕妈妈水肿的状况比较严重，要及时到医院进行检查。

 脐带绕颈会勒坏胎宝宝吗

脐带是胎儿与孕妈妈之间保持物质交换的通道，脐动脉将胎儿排泄的代谢废物和二氧化碳等送到胎盘，脐静脉将从妈妈那里获取的氧气和营养物质输送给胎儿。如果脐带受压，致使血流受阻，那么胎儿的生命安全就受到威胁。

脐带缠绕是脐带异常的一种，以缠绕胎宝宝颈部最多见，是脐带异常中最重要的类型之一。脐带绕颈与脐带过长、胎儿过小、羊水过多及胎动过度频繁等原因有关。由于脐带本身有补偿性伸展，不拉紧至一定程度，不会发生临床症状，所以对胎儿的危害不大。但是如果脐带不够长，或脐带绕颈圈数过多，脐带就会勒紧从而影响胎儿的血液供应，那么胎儿的生命安全就会有危险了。由于脐带受到压迫，营养和氧气的供应减少，所以胎宝宝生长所需营养的供应就会匮乏，从而发生胎儿生长迟缓，甚至发生胎儿窘迫的危险。在孕妈妈自然分娩时，胎儿在子宫收缩的力量压迫下，需要通过开大的宫颈口沿产道下降，脐带也被逐渐拉紧。正常情况下，脐带有足够长度可以让胎儿安全娩出，如果存在脐带绕颈，它的长度就相对缩短了，如果勒得过紧的话，会导致胎儿缺氧。脐带绕颈的危险程度要根据医生的具体检查情况来判断。

发生脐带绕颈时，孕妈妈可以通过数胎动来监测胎儿的情况。因为每个胎儿都有自己的活动规律，当胎儿缺氧时，胎动会发生变化，这种变化表现为胎动可以过于频繁，也可以明显减少。当胎动明显减少甚至基本消失时，胎儿就十分危险了。但这时胎心仍然可以在一段时间内维持在正常水平，所以还可以通过手术来挽救。如果错过了机会，让胎儿缺氧的时间过长，就会对胎儿的大脑和其他器官造成不可逆转的损害。发现脐带绕颈后，孕妈妈不是必须都要采用剖宫产的方法，只有胎头不下降或胎心有明显异常（胎儿窘迫）时，才考虑需要手术。如果发生了脐带绕颈，孕妈妈在睡觉时尽量保持左侧卧位，减少不必要的震动，在家时每天两次使用胎心仪检测胎动情况，定期检查，发现问题及时就医检查。

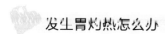 发生胃灼热怎么办

大部分的孕妈妈在怀孕期间都会出现胃灼热的症状，且多会发生在怀孕中后期。孕妈妈由于激素及生理的改变，会影响其他器官发生不同程度的生理反应。复杂的激素变化会使孕妈妈产生恶心、呕吐等症状，有些激素如黄体素及雌激素可能会影响消化器官平滑肌的生理状况，这就导致孕妈妈在怀孕后期下

食道括约肌的张力逐渐减小。而当孕妈妈分娩后，其下食道括约肌的压力便可恢复正常。

孕妈妈要治疗胃灼热，首先应该减少胃部食物返流到食道的次数，以及停留的时间。因此，孕妈妈在白天时要尽量少食多餐，保持胃部不会发生过度膨胀，这样就可以减少胃酸的逆流，而且在临睡前的2小时内不要进食，饭后半小时至1小时内要尽量避免卧床。睡觉时枕头尽量高一些，把枕头垫高头部15厘米，防止胃酸发生逆流。必要时可以服用一些传统胃药，以中和胃酸，胃药可以在饭后30分钟服用。如果孕妈妈体重比较重，要尽量减少自身体重的增加，避免食用易增重的食物，如含有高浓度糖分的食物或饮料，尽量避免食用油炸或油腻食物，这会导致消化不良，而酸性食物或醋会加重胃酸，从而导致胃灼热症状的加重。而且过冷过热或辛辣食物都会对胃部产生刺激，因此都要避免。对于茶、咖啡等饮品也要尽量避免，这会导致食道扩约肌松弛，并加剧胃酸的回流。孕妈妈要多吃富含β-胡萝卜素的蔬菜及富含维生素C的水果，如胡萝卜、甘蓝、红椒、青椒、猕猴桃。此外，富含锌的食物也要多吃，如全谷类和水产品（如牡蛎）。

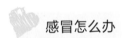 **感冒怎么办**

感冒是常见的疾病，孕妈妈一旦患上感冒，吃药或不吃药都会担心影响胎儿。如果孕妈妈不小心受凉或感冒了，可以喝上一碗热红糖姜水，然后睡一觉。感冒之后最重要的就是睡眠、休息、多喝水。如果出现头痛、鼻塞、恶寒发热的症状，也可以用大蒜、葱白、生姜等煎汤温服，出汗后便会痊愈。感冒一般都有自限性，7天可自愈。但如果症状严重或者是流行性感冒，就应该去医院就医，不要自行服用药物，更不要怕伤害到胎宝宝而硬挺。

06
孕7月营养建议

 别让体重增长得太快

体重增长是反映孕妈妈健康与营养状况的一项综合指标。虽然整个孕期和产后哺乳阶段孕妈妈都需要加强营养，但并不是吃得越多越好。吃得太多会造成营养过剩，表现为体重增长过多、过快。

虽然孕妈妈体重的增长不仅仅是因为脂肪储备增加造成的，但体重的过分或过快增长则主要是体内脂肪增加的结果。

除脂肪储备过多外，孕妈妈体重过多或过快增长有时候还可能与异常情况或疾病有关。一个常见的问题是妊娠水肿。妊娠水肿可使体重显著增加。正常妊娠约60%的孕妈妈会有不同程度的水肿，是由于增大的子宫阻碍下肢血液循环而产生水肿，但一般不会太严重，且经过侧卧位休息后可逐渐减轻。如果体重突然显著增长（每周超过0.5千克）或出现下肢水肿、全身凹陷性水肿等，应及时就医诊治。

还有一个不太常见的问题——羊水过多，也会导致孕妈妈体重增长异常。在子宫里，胎儿实际上是在羊膜囊的"水晶宫"内生长，有一定量的羊水保护着胎儿。如羊水量超过8厘米，则称"羊水过多"。羊水过多的原因还没有完全搞清楚，但已经发现与血糖偏高、胎儿畸形、双胎、多胎等因素有关，亦应引起高度重视，需及时就医诊治。

体重超标的孕妈妈不能通过药物减肥,可在医生的指导下通过调节饮食和增加运动量来减轻体重。调节饮食最主要的是减少高能量食物的摄入。

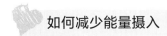 **如何减少能量摄入**

以下一些建议有助于减少能量摄入:

每餐只吃七八分饱。所谓七八分饱,是指胃口还留有一些余地,没吃饱,本来还可以再吃,远没有吃到"撑"的程度。

控制主食摄入量,减少富含脂肪的主食类食物,如面包、饼干、油条、油饼、麻花、方便面、蛋糕、点心等。此外,在同等重量或能量的前提下,吃粗粮比细粮更具有饱腹感,"顶饿"。

减少烹调油的摄入。烹调时少放油,避免任何油炸或过油食品。在饭店就餐时,不要吃油比较多(特别香或比较腻)的菜肴。

要注意隐藏在零食(如薯条、薯片、小点心、膨化食品、麦片、蛋黄派、饼干等)、坚果类、面条汤料、冰激凌、咖啡伴侣等食物中的脂肪。实际上,几乎所有"香喷喷"的食物都含有较多的脂肪和能量。这是因为在天然食物成分中,除酒类中的少量酯类略有香味外,几乎只有脂肪是有香味的,别的营养成分都没有香味。

选择脂肪含量少的肉类,如瘦猪肉、瘦牛肉、鸡翅、鱼肉等,尽量避免脂肪含量多的品种,如肥瘦猪肉、五花肉、肥牛、肥羊等。在家庭烹调时,可以把肉品中白花花的脂肪剔除掉。

不要喝甜饮料。饮料中的糖含有较多能量,且摄入后,人不会产生饱的感觉,很容易过量摄入。

不要大量吃水果。水果的含糖量比蔬菜高,是能量的重要来源之一。孕妈妈大量摄入水果会导致能量摄入过多。所以,孕妈妈每天摄入水果以200克~400克为宜,不要超过500克。每餐进食之前,先吃1个(或一些)水果,可以减少其他高能量食物的摄入,从而有助于控制能量摄入。

尽量使用容量较小的餐具、容器盛装食物，避免产生必须吃完的暗示。

巧克力是容易使人发胖的食物，孕妈妈常吃会令体重快速增加，不利于分娩。另外，巧克力还会使人产生饱腹感，孕妈妈常吃会阻碍对其他营养成分的摄取。

尽量避免去餐馆吃饭。如果一定要去的话，尽量点一些清淡、低脂肪的菜肴，如白灼、清蒸、凉拌的绿叶蔬菜等。

第 9 章

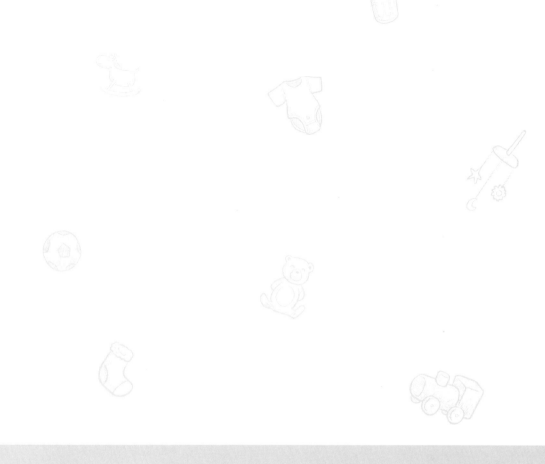

孕8月，胎宝宝喜欢准爸爸的声音了

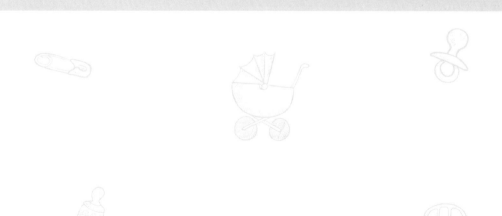

01

怀孕第8个月孕妈妈的身体变化

　　妊娠第8个月时，孕妈妈会感到身体越发沉重，肚子大得看不到自己的脚，行动越来越吃力。如果长时间走动会感到下腹部或脚跟疼痛。随着胎宝宝的生长，子宫位置上移压迫腹部和心脏，会产生胸闷，也会有类似于因食物堵噎而引起的心口胀闷。大约34周时，胎儿的头部开始下降，进入骨盆，到达子宫颈，这是在为即将到来的分娩做准备。这时孕妈妈会觉得呼吸和进食舒畅多了。由于子宫压迫血管，会伴有腰痛、水肿、痔疮等现象。阴道分泌物增多，排尿次数也增多了。

　　子宫每天收缩4~5次，超过5次则有早产的危险。这个时期要保持绝对的安定，一旦发生不规则宫缩，应立刻停下来休息，最好中午睡个午觉。

　　这个月孕妈妈的体重增加1300克~1800克。最后这个时期，孕妈妈的体重每周大约增加500克是很正常的，因为现在胎儿的生长发育相当快，他正在为出生做最后的冲刺。

02
孕8月产检要注意的问题

孕妈妈在怀孕8个月时，已进入孕晚期。孕妈妈在孕8月和孕9月时，需要每两周进行一次体检，因此，孕妈妈在本月时要进行第6次和第7次产检。第6次体检是在怀孕30周时进行，只是需要进行一些常规项目的检查。第7次体检是在怀孕32周进行，除了要做常规项目的检查外，孕妈妈还要进行第2次B超检查，同时会增加胎心监护的检查项目。

怀孕28周以后，孕妈妈可能会感受到胎儿胎动次数减少了，不像之前那么频繁，而且动作也比较轻微，不过，只要孕妈妈还能感觉到胎儿在蠕动，就不必过于担心。由于胎儿的身体已经较之前有了很大程度的发育，子宫内已经没有之前那样大的空间让胎儿随意活动了，所以胎儿在子宫中不能像之前那样自由翻滚了。但是孕妈妈可以自己每天数胎动，如果发现有异常情况就要马上到医院进行检查。进行胎心监护检查时，孕妈妈需要选择一个舒服的姿势，尽量不要采取平卧的姿势。如果在做监护的过程中胎动比较弱，不容易检测到，很可能是胎儿睡着了，孕妈妈可以轻轻地摇晃腹部，这样可以把胎儿唤醒。

在进行产前检查时，如果孕妈妈发现检查结果有些异常，也要保持情绪镇定，避免不稳定的情绪波及胎儿。因为孕妈妈和胎儿的感受是相连的，如果孕妈妈不开心，胎儿也会受影响。检查报告单上的数据并没有那么可怕，遇到疑问时，要尽可能详细地咨询医生，但也要自己学会看产检报告。

胎心监护前半小时要吃点甜食

胎心监护是通过胎心监测仪来观察胎儿的情况，主要是检测胎儿的胎动情况，根据胎动次数的数据来判断胎儿在宫内是否发生了缺氧。

胎心监护检查能否顺利完成，受很多外在因素的影响，尤其是孕妈妈自身的状况。胎儿的心率会随着子宫内环境的变化而不断变化，而胎心率的变化是胎儿中枢神经系统正常调节机能的表现，也是胎儿在子宫内状态良好的表现。胎心监护检查的目的是能够尽早地发现胎儿异常，在胎儿还未遭受不可逆性损伤时，能够采取有效的急救措施，使新生儿及时娩出，避免更大的影响胎儿终身损伤的情况出现。

进行胎心监护检查时，孕妈妈要选择合适并且舒服的姿势进行，同时也要保证胎儿处于舒服的姿势，使胎儿可以多活动，孕妈妈尽量避免平卧，因为这样不利于对胎儿的心率进行监测。孕妈妈不要吃很多导致过于饱腹，也不要吃太少导致产生饥饿感，因为胎儿在饱腹或者饥饿的状态下是不太愿意活动的。除此之外，由于孕妈妈在进行检查前需要排队，可能等待时间还会很长，所以会消耗一定的体力，可以在检查前吃一些甜食，如巧克力，这样可以补充一些体力，也可以刺激胎儿进行更多的活动，以便顺利完成检查。

 做胎心监护时要选好姿势

孕妈妈在进行胎心监护时，不同的姿势对于检查结果有着明显的影响。孕妈妈如果采取平卧的姿势，胎儿缺氧的状况会特别明显。胎盘的供血情况直接关系到宫内的氧气含量是否足够胎儿的正常生长，当孕妈妈平卧时，子宫会压迫主动脉，导致子宫动脉供血减少，胎盘灌注减少，在做胎心监护的时候可能会检测不到胎儿的心率，或者影响检测结果。所以在做胎心监护时，最好采用左侧卧位，还可以在背后垫个靠背。在一些医院里，孕妈妈会坐靠在椅子上做胎心监护，这和孕妈妈坐在躺椅上的姿势差不多。胎心监护操作人员会把两个小圆饼形状的设备绑在孕妈妈的肚子上。这两个小圆饼一个用来监测胎儿的心跳，另外一个用来记录孕妈妈的宫缩情况。有时，操作人员还可能会让孕妈妈在感觉胎宝宝动了时，按一下按钮。每次胎心监护通常会持续20～40分钟。操作人员不仅可以听到胎儿的心跳，还可以在一个电子屏幕上看到胎儿的心跳情况，同时，胎心监护仪还会把宫缩情况记录在纸上。

 ## 血钙检查因人而异

血钙检查是产检的一项重要内容。血液中的钙几乎全部存在于血浆中，所以血钙主要指血浆钙。在机体多种因素的调节和控制下，血钙浓度比较稳定，正常值为2.25mmol/L～2.75mmol/L。

血浆钙中只有离子钙才直接起生理作用。血浆中的不扩散钙虽没有直接的生理效应，但它与离子钙之间处于一种动态平衡，并受血液pH值的影响。当血液中pH降低时，促进结合钙解离，Ca^{2+}增加；反之，当pH增高时，结合钙增多，Ca^{2+}减少。因此，当碱中毒时，血浆离子钙浓度降低。离子钙有降低神经肌肉应激性的作用，因此当血钙低于1.75mmol/L或离子钙低于0.875mmol/L时，神经肌肉应激性升高，可发生手足搐搦。血清钙大于2.75mmol/L或血清钙离子大于1.25mmol/L，即高钙血症，可使神经、肌肉兴奋性降低，表现为乏力、表情淡漠、腱反射减弱，严重者可出现精神障碍、木僵和昏迷。另外高钙血症时，心肌兴奋性、传导性降低，还会对肾脏产生损害。血清钙大于4.5mmol/L可发生高钙血症危象，患者易死于心脏骤停、坏死性胰腺炎和肾衰等。血钙水平与人体许多重要功能有关，在调节钙、磷代谢，维持血钙正常浓度中起重要作用的激素主要有甲状旁腺素、降钙素和胆钙化醇。血钙检查一般是检测静脉血。

人体内99%的钙都储存在骨骼和牙齿中，血液中的钙还不到全身总量的1%。但是，因为血液钙浓度的高低对人体有很大的影响。如果血钙浓度波动较大，人体将连伸手、走路等一些简单的行为都无法完成，因此一般情况下人体会想方设法保持血钙浓度的恒定。当食物中的钙含量补充不足，或者缺少维生素D使钙吸收不良，血钙开始下降时，人体会将储存在骨骼中的钙迅速释放到血液中，使血钙浓度上升，保持血钙浓度的恒定。

但是由于人体的结构不同，血液中的钙含量也不同，血钙浓度也受多种机体生理因素的影响而不同。因此，在进行血钙检查时，每个人的测量结果也不尽相同。但是只要检查结果在正常数值范围内，孕妈妈就不必过于担心。

 ## 胎动过少表明胎宝宝可能缺氧

胎心监护检查目的是检测胎儿在子宫内是否发育良好，以及子宫内的氧气状况。如果胎心监护的检测结果显示胎儿胎动较少，或者很少，在排除了是由于孕妈妈自身因素导致胎儿胎动变少外，有必要考虑是否出现了宫内缺氧的状况，而且要仔细地检查加以确诊。

孕妈妈都很关心胎儿的发育情况，而且子宫内的氧气状况对于胎儿的发育是十分重要的，保证氧气供给量的充足是使胎儿能够正常发育的必需条件。如果孕妈妈感受到胎儿出现了以下几种情况，可能是胎儿缺氧了。

①胎动发生改变。主要有两种情况，一是原本很活泼的胎宝宝突然变得很安静，二是原本很安静的胎宝宝突然变得很活泼。这两种情况都有可能是胎宝宝缺氧的信号，当出现缺氧时，胎宝宝会想办法让孕妈妈知道，所以会通过一些变化引起孕妈妈的注意。如果胎宝宝原本很活泼，在缺氧之后，为了降低氧气的消耗，胎宝宝会变得很安静；如果胎宝宝原本很安静，在缺氧之后，中枢神经受到了影响，所以胎宝宝可能会变得很狂躁。所以，无论是胎宝宝突然变得安静还是突然变得暴躁，都是为了引起孕妈妈的注意。一般来说，如果胎动低于10次/12小时或超过40次/12小时，则有可能是胎宝宝在宫内缺氧的信号。

②胎心出现异常。一般来说，胎儿的正常心率是120次/分钟～160次/分钟，胎儿在宫内活动之后，心率通常会高于这个正常范围，如果胎儿在平静的时候，心率低于或者高于正常范围，都表明胎儿有可能处于宫内窘迫的状态，这是缺氧的表现。在胎动减少之前，出现胎心过频的情况，若超过160次/分钟，

这可以看作是胎儿早期缺氧的信号；胎动减少或停止，胎心少于120次/分钟，则为胎宝宝缺氧晚期的信号。听取胎心的位置应在医生指定处，但需要注意的是，如果出现了胎心异常，则应间隔20分钟再听。如果胎心过快，那么应该在还没有胎动的时候再次听胎动。

③胎儿发育异常。如果B超检查发现胎儿发育出现了缓慢甚至是停滞的状况，则很有可能是宫内缺氧的表现。通常来讲，胎儿的生长状况可以根据测量的宫底高度（耻骨联合上缘到子宫底最高处距离）来得知。正常情况下，孕妈妈在妊娠28周以后宫底高度应该每周增加1厘米左右。如果连续两周宫底高度没有出现增长，那么应该做进一步检查以明确原因。如果胎儿发育迟缓或生长停滞，很有可能是供氧不足导致的。孕妈妈一定要给予足够的重视，定时地监测胎儿的生长情况。

03
胎心监护在32周后的每次产检都要做

胎儿在成长到32周的时候，各项器官已发育健全，身体已基本占满孕妈妈的子宫，应用胎心监护可了解宫内胎儿的状态，及时发现胎儿缺氧情况，对胎儿窘迫及早做出诊断。妊娠末期孕妈妈对氧需求量增加，并且随着胎儿增大，胎儿在宫内的空间变小，脐带受压的概率增加，所以很有可能会出现胎儿宫内窘迫。而胎心率慢可能由于胎儿缺氧引起，但有时孕妈妈服用某些药物，这些药物可以通过胎盘作用于胎儿，引起胎儿心率减慢。在出现胎心率持续变慢的现象时，要注意检查了解胎儿有无先天性心脏病的可能。

孕妈妈在分娩时，子宫收缩可能会降低子宫胎盘循环血量，从而影响母儿间血气交换，也就是说，每一次宫缩，胎儿都在接受着缺氧的考验。所以在临产前进行胎心监护，有利于及时发现胎儿窘迫现象，积极处理如通过吸氧或改变体位等能使缺氧状态得以改善，能降低新生儿窒息和死亡率。

胎心监护是为了检查胎儿的健康状态，能够准确及时地了解胎儿的发育状态，如发现问题，能及时采取补救措施，所以胎心监护对于胎儿的发育来说是非常必要的。尤其是到了孕晚期，每次产检都必须进行胎心监护，自行进行胎心监护也是准妈妈每日必做之事，对于孕32周以后的高危孕妇（如合并妊娠高血压疾病、甲亢等的孕妇），医生会要求住院用胎心监护仪持续监护胎心，必要时会长达1个小时持续监护。所以，胎心监护是必须进行的产检项目。

了解胎心监护

胎心监护也是产前检查的一种，是孕妈妈在怀孕32周后要做的检查，如果孕妈妈患有妊娠并发症，那么在怀孕28周时就要开始做胎心监护的检查了。胎心监护的检查过程很简单，而且孕妈妈不会有任何不适的感觉，主要用于评估子宫内胎儿的发育状况。在做胎心监护检查的过程中，医生主要是检测胎儿的心跳，包括检测胎儿在休息时的胎心率是多少，以及在活动时的胎心率是多少。如果孕妈妈在活动的时候心跳加速，那么胎儿的心跳也会加速，而且当胎儿在子宫内做翻滚或踢腿的运动时，胎心率会加快。

胎儿正常的心率是每分钟120次～160次，如果胎心监护检查显示胎儿的胎心率在持续10分钟或更长的时间时，胎心率都小于120次/分钟或都大于160次/分钟，那么就表明胎心率是异常的。一般情况下，孕妈妈在孕晚期时才需要进行胎心监护的检查，胎心监护利用胎儿的心跳检测仪对胎儿在宫内的情况进行监测，判断胎儿的存活情况。如果出现胎儿心率过慢的情况，很可能是由胎儿宫内缺氧或孕妈妈服用的某些药物由胎盘直接作用到胎儿所导致的，在经过仔细检查后，孕妈妈要立即就医。但并非所有的胎心异常都是由于子宫内缺氧而造成的，孕妈妈自身的健康状况也会影响胎儿的胎心率检测。如果孕妈妈发热了，胎儿的心率通常会超过160次/分钟；如果孕妈妈本身患有甲状腺功能亢进，由于孕妈妈自身的心率会很快，所以胎儿的心率通常也会超过160次/分钟；如果孕妈妈在怀孕早期服用了一些保胎的药物，如舒喘宁、阿托品等，都会引起孕妈妈和胎儿的心率出现加快的情况。而且有些药物也会引起胎儿心率的缓慢，这些药物会通过胎盘影响胎儿，引起胎儿心率的减慢。因此，如果出现了胎心异常的情况，要具体分析出现异常的原因，以便做出正确的判断，并且能够及时采取措施解决问题。如果确诊为宫内缺氧，孕妈妈就要及早进行分娩。

胎心监护的方法

因为胎儿的心率受交感神经和副交感神经的调节，胎心监护仪利用超声波的原理，通过仪器监测的信号描记胎心在瞬间变化时所形成的监护图形的曲线，通过对曲线图的观测分析，可以了解胎儿在胎动时和宫缩时胎心的反应，以便了解胎儿在宫内的具体情况。

做胎心监护的方法有两种，分别是用多普勒胎心监护仪和胎心听诊器。

一般来讲，使用率最广泛的是家用的小型多普勒胎心监护仪。因为这种仪器操作简单，而且很普遍，实用性很强，所以很多家庭都会选择使用多普勒胎心监护仪进行胎心监护。这种仪器的操作方法是将超声多普勒探头放在孕妈妈的腹壁上，因为这个位置可以清楚地听到胎心，而且听得最清楚的位置是胎心靠近胎背上方。孕妈妈在去医院进行产前检查的时候，可以多多留心医生听胎心的位置，也可以向医生请教具体的位置，回家后可以按照医生听胎心的方法进行胎心监护。

运用胎心听诊器进行胎心监护，相对来说是一种最传统、最简单而且也是最实用的胎心监护方法。孕妈妈从怀孕21周开始，可以通过胎心听诊器听到胎儿的胎心。孕妈妈需要了解的是胎心的位置在哪里，胎心的位置一般是在脐下正中或者稍微偏左或偏右的位置。孕妈妈在听到正常的胎心音时，会感觉像是钟表的"嘀答"声，而且速度比较快，每分钟可以达到120次～160次，在大多数情况下，胎心率维持在140次/分钟左右。所以，如果条件允许的话，准爸爸或者其他家人可以每天帮孕妈妈听一次胎心，然后把每次的胎心率记录到本子上。在去医院产前检查时，可以把记录的胎心率拿给医生看看，方便医生做出更准确的判断。如果发现胎心率低于120次/分钟或者高于160次/分钟，孕妈妈和准爸爸务必要密切地关注胎心的变化，如果出现异常要及时就医。

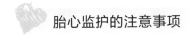

胎心监护的注意事项

在做胎心监护的检查时，孕妈妈一定要把准备工作做好。在做胎心监护检查之前，孕妈妈一定要吃饱喝足，保证不会出现空腹的情况。

①饮食方面。在做胎心监护检查之前最好多吃淀粉类的食物，如面包等，这些食物的淀粉含量高，在做检查时孕妈妈不会出现饥饿感。而米粥之类的食物最好不要吃，因为这些食物很容易让孕妈妈产生饱腹感，但是代谢较快，所以在做检查时，孕妈妈很可能会产生饥饿感。

②饮食时间。孕妈妈在做胎心监护的检查时一定不要出现饥饿的情况，最好在检查前30分钟左右吃为好，但也不宜吃得过饱，因为胎儿在饥饿和饱腹的情况下都是不愿意多动的。在做产前检查时，孕妈妈都是要排队进行一项项检查，在排队的过程中会消耗很多的能量，从而导致孕妈妈在要正式进行检查时产生饥饿感，影响检查的正常进行。所以孕妈妈可以准备些吃的，随时在排队的过程中吃一些，保持能量的充足。

③进行胎心监护检查时，要注意观察胎儿情况。如果在做检查时，胎儿不是很配合，通常是处于睡眠状态，胎儿活动不是很明显，那么这样肯定会影响胎心监护检查的数据。因此，如果孕妈妈发现胎儿不太爱动，或者是处于静止状态，那么孕妈妈最好是自己动一动，或者侧卧，或者坐起来，或者轻轻摇晃腹部，通过一些轻微的动作把胎儿唤醒。

④尽量在同一家医院完成产前的一系列检查。孕妈妈在怀孕早期时，做产前检查就需要建立一个自己的档案，每次产前检查的数据都会记录在里面，方便对数据进行比较分析。每家医院进行检查时所使用的设备也不尽相同，检查的具体标准也会有所差异。所以，孕妈妈最好是在一家医院完成全部的产前检查，如果胎心监护的检查结果不合格，那么就要严格分析是哪一环节出了问题，如果没有其他外在人为问题的存在，就要考虑胎儿发生了脐带绕颈、宫内是否缺氧等情况。

04

骨盆内测量为分娩做准备

 ## 什么是骨盆内测量

骨盆内测量是用于检查孕妈妈是否存在骨盆狭窄，或者孕妈妈首次怀孕，但在预产期前2周时胎头还未进入骨盆内，或者孕妈妈在生产过程中可能会发生难产的情况。

进行骨盆内测量时使用的工具是中骨盆测量器。孕妈妈需要仰卧于平床上，两腿呈弯曲状态，并用两手抱膝，使大腿贴近腹壁，使臀部抬高，这样便于医生进行检查。检查者需要戴手套，并且进行消毒，保证检查过程的干净无菌。

骨盆内测量主要检测对角径（DC）、坐骨棘间径（BD）和坐骨切迹宽度。其中对角径（DC）的正常值为12.5厘米～13厘米，坐骨棘间径（BD）的正常值约为10厘米，坐骨切迹宽度的正常值为5.5厘米～5.6厘米。

 ## 骨盆内测量的注意事项

骨盆内测量是用来诊断骨盆的大小和形态，而判断孕妇能否经阴道顺利完成分娩。骨盆内测量主要是测量对角径、坐骨棘间径和坐骨切迹宽度。

对角径又称骶耻内径，是指骨联合下缘至骶岬上缘中点的距离，对角径测量的正常值为12.5厘米~13厘米，这个数值减去1.5厘米~2厘米就是骨盆入口前后径的长度，又称真结合径。对角径的测量方法是：检查者伸入阴道的中指尖触骶岬上缘中点，食指上缘紧贴耻骨联合下缘，以另一手食指正确标记此接触点，抽出阴道内的手指，测量中指尖至此接触点间的距离，即为对角径。

坐骨棘间径是指测量两坐骨棘间的距离，正常值约为10厘米。测量方法是一手食指、中指放入阴道内，分别触及两侧坐骨棘，估计其间距离。

坐骨切迹宽度代表中骨盆后矢状径，其宽度为坐骨棘与骶骨下部间的距离，即骶棘韧带宽度。将阴道内的食指置于韧带上移动。能容纳3横指（5.5厘米~5.6厘米）为正常，否则属中指骨盆狭窄。

孕妈妈在进行骨盆内测量时，要保持轻松愉悦的心情，不要有太大的负担，要积极正确地面对，配合医生的检查。医生在检查的时候，一定要注意卫生安全，操作必须在消毒下进行，检查操作时动作也要保持轻柔。

05

学会看自己的产检报告单

 看懂胎心监护报告单

胎心监护图上会有两条线，上面一条为基础胎心率线，一般表现为一条波形直线，出现胎动时心率会上升，表现为一条向上突出的曲线，胎动结束后会慢慢下降。下面一条线表示宫内压力，只有宫缩时会增高，随后会保持2.66kPa（20mmHg）左右。

首先，孕妈妈需要了解关于胎心监护的一些数据评分标准。

（1）胎心率基线（bpm）：监测数据大于180次/分或小于100次/分都为0分。监测数据在100次/分钟~119次/分钟或161次/分钟~180次/分钟都是1分。监测数据在120次/分钟~160次/分钟为2分。

（2）胎心率变异幅度（bpm）：监测数据小于5为0分；监测数据如果在5~10为1分；监测数据大于10为2分。

（3）胎心率增速（bpm）：监测数据小于5为0分；监测数据如果在5~10为1分；监测数据大于10为2分。

（4）胎心率减速：重复晚期减速或重复变异减速为0分；变异减速为1分；无减速或早期减速为4分。

胎心监护之后会给孕妈妈一张胎心监护单，医生会对胎心监护进行评分，将以上四项的分数加起来，如果分数没有超过4分则表示胎儿缺氧，分数在

5~7分表示可疑，需进一步进行监护；分数如果在8~10分表示本次监护反应良好。胎心监护评分大于等于8才是正常的，最好在9以上。

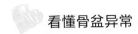

看懂骨盆异常

骨盆异常通常有以下临床表现：

①骨盆入口平面狭窄。如果对角径小于11.5厘米，就会被诊断为扁平骨盆。如果X线测量显示入口前后径小于11厘米，骨盆外测量骶耻外径小于18厘米为入口前后径狭窄。骨盆入口平面狭窄通常表现为胎头衔接受阻，不能入盆，前羊水囊受力不均，易致胎膜早破，继发性宫缩乏力，潜伏期和活跃期延长。

②中骨盆平面狭窄。中骨盆的两条重要径线为坐骨棘间径和后矢状径。骨盆测量时，表现为双侧坐骨棘明显突出，侧壁内聚。X线测量时表现为坐骨棘间径小于10厘米（中骨盆横径），后矢状径小于4厘米，而且二者之和小于13.5厘米。中骨盆狭窄通常表现为产程延长，胎头内旋转困难，造成持续性枕后位、枕横位。

③骨盆出口平面狭窄。骨盆出口横径（坐骨结节间径）小于7.5厘米为出口狭窄。出口狭窄可测量骨盆出口后矢状径，骨盆出口横径与骨盆出口后矢状径二者之和小于15厘米，中等以上胎儿通过有困难，一般出口狭窄不宜试产，所以应充分估计胎儿。如胎儿的体重大于3500克，经由阴道分娩时可能有困难，所以在分娩时应密切观察产程进展，放宽手术指征。

④均小骨盆。通常表现为骨盆各径线均小于正常值2厘米以上。如果在胎儿比较小、孕妈妈的产力正常，而且胎位正常的情况下，孕妈妈可以经由阴道分娩，但如果胎儿体积处于中等以上，那么经由经由阴道分娩会比较困难。

如果骨盆异常情况为骨盆入口平面狭窄，那么会影响胎先露部衔接，容易发生胎位异常，引起继发性子宫收缩乏力，导致产程延长或停滞。如果骨盆异常情况为中骨盆平面狭窄，那么会影响胎头内旋转，容易发生持续性枕横位或枕后位。如果胎头长时间嵌顿于产道内，则会压迫软组织而引起局部缺血、水肿、坏死、脱落，在产后会形成生殖道瘘、胎膜早破及手术助产都会增加感染机会。严重梗阻性难产如果不及时处理，还会导致先兆子宫破裂，甚至子宫破裂，危及孕妈妈的生命。而骨盆异常的情况出现时，头盆不相称容易发生胎膜早破、脐带脱垂，导致胎儿窘迫，甚至胎儿死亡；孕妈妈的产程延长，导致胎头受压，胎儿很容易发生缺血缺氧以致发生颅内出血；如果产道狭窄，会增加手术助产的机会，而这很容易发生新生儿产伤及感染。

06
本月孕妈妈经常出现的 问题

孕妈妈在怀孕8个月时，肚子已经非常大了，这是因为子宫内的胎儿也在逐渐成长发育，胎儿现在的体重在2000克左右，各个器官也在继续发育完善，肺和胃肠功能已接近成熟，已具备呼吸能力，能分泌消化液。他喝进的羊水，经膀胱排泄在羊水中，这是在为他出生以后的小便功能进行锻炼。此时，孕妈妈可能会觉得胎儿的胎动没有之前那样频繁了，这是因为随着胎儿的发育，子宫内的空间已逐渐被胎儿占满了，所以没有足够的空间可供胎儿翻滚了，而且胎儿在接下来的两个月里还会继续发育，为出生做最后的冲刺。

孕妈妈这时可能会因为子宫的增大而倍感不适，行动也会比较迟缓，有些动作甚至不能独自一人完成，需要在准爸爸或者家属的帮助下才能完成。因此，孕妈妈在日常生活中一定要小心，尤其是在走路、下楼、骑自行车、坐下、起身时，动作尽量要缓慢，幅度也尽量要减小。

除此之外，由于子宫的压迫，孕妈妈的肠胃功能也明显减弱，睡觉时也会因为找不到合适的姿势而降低睡眠质量，阴道的分泌物也逐渐增多了，排尿的次数也会增多。为了保证孕妈妈的休息时间和睡眠质量，孕妈妈应该避免仰卧睡觉，胎儿的重量会压到孕妈妈的大静脉，从而阻止血液从腿和脚流向心脏，导致孕妈妈睡觉会产生不适，影响睡眠质量。

为避免这种情况的发生，孕妈妈可以借助枕头保持侧卧位睡眠，可以将枕头放在腹部下方或夹在两腿中间，这样孕妈妈会比较舒服，也可以将摞起来的枕头、叠起来的被子或毛毯垫在背后，以减轻孕妈妈腹部的压力。

上班的孕妈妈就需要提前做好产前规划了，如交接工作、准备休产假等，用从容的心态迎接宝宝的出生。

 ## 胎儿宫内生长受限怎么办

胎儿生长受限也被称为胎盘功能不良综合征或胎儿营养不良综合征，是指胎儿体重低于其孕龄平均体重第10百分位数或低于其平均体重的2个标准差。胎儿生长发育与多种因素有密切关系，如孕妈妈所处的外部环境、孕妈妈身体的病理和生理条件、胎盘和脐带、胎儿本身的内环境等，还与妊娠前的精子情况有很大关系。这些因素会影响胎儿的细胞情况，如影响胎儿细胞数目减少，或细胞大小异常，这样会导致小样儿或巨大儿的出生。

如果发生了胎儿宫内生长受限，首先要明确引起该病的具体原因，消除病因，同时避免毒物接触、戒烟、戒酒、防治母体并发症及产科并发症、防治感染等。如果是由于染色体病变引起胎儿畸形而导致胎儿宫内发育迟缓，应理性地采取终止妊娠的措施，避免出现更大的伤害。

对于胎儿宫内生长受限，有以下改善方法。

①孕妈妈要卧床休息，同时要进行吸氧治疗。如果发生了胎儿宫内生长受限，医生会指导孕妈妈多多卧床休息，并且采取左侧卧位，这样可以增加子宫内胎盘血流量，有利于胎儿营养物质的摄取，促进生长发育，必要时可以在右侧背后垫一软枕，保持体位舒适。吸氧可以改善胎儿的血气指标。常态下吸氧每次30分钟，每天2次，氧流量每分钟2.5L～3.0L。高压氧治疗能有效提高孕妇的血氧含量，扩大组织氧储量和有效弥散距离，有效地改善胎盘血液灌注不良，增加母胎间的交换，使胎儿应用营养物质障碍及胎儿营养物质的供给障碍得到改善，能促进孕妇羊水的增多、发育和代谢功能，使胎儿能正常生长和发育。又能促进性腺激素、胎盘绒毛血管的形成及肾上腺的功能，有利于胎盘的发育和保胎，并能使胎盘中各种酶的活性增高，维持胎儿的正常生长。

②改善饮食。孕妈妈可以采用高热量饮食食谱，可以多吃富含优质蛋白质

的食物，如鸡蛋、瘦肉、牛奶、豆制品等，每日蛋白质供应要保证近100克，热量要达到2500千卡。补充维生素并根据情况补充微量元素等。如果孕妈妈有素食习惯，可以从植物中摄入所需蛋白，必要时服用维生素或铁补充剂。如果孕妈妈食欲不佳，进食比较少，孕妈妈可以适当食用酶片、维生素B$_1$、维生素B$_2$等增进食欲，促进消化吸收。

 ## 先兆子痫如何预防

孕妈妈在妊娠晚期时，除了出现水肿、血压高和蛋白尿的妊娠高血压疾病症状外，如果有剧烈头痛、头晕、恶心呕吐、右上腹痛、胸闷、视力模糊、眼冒金星、忧虑、易激动等症状出现时，有可能是"先兆子痫"，确诊后应立即到医院进行治疗。

先兆子痫的治疗应当以预防为主，如果孕妈妈属于妊娠高血压疾病患者，在怀孕期间血压较高，而且水肿比较严重，尿蛋白检查为阳性，都应该及时入院治疗。当出现有先兆子痫症状来急诊检查时也应立即入院，积极对症治疗，以免子痫发作。一旦子痫发作应立即采取紧急抢救措施。孕妈妈如果患有先兆子痫，血压会急剧上升，在这种情况下，孕妈妈很有可能会发生抽搐，危及自身以及胎儿的安全。因此孕妈妈一定要注意预防先兆子痫。

孕妈妈要重视产前检查，每一次产检都要定时到医院进行检查，千万注意不要错过任何一次产检，日常生活中也要注意是否发生异常情况，以便及时发现征兆，在发生危险的情况下能够及时采取有效措施进行治疗。而且孕妈妈尤其要注意自己的血压状况，避免发生高血压，平常要多做做运动，孕妈妈运动量减少通常是诱发和加重孕期高血压的一个重要因素；同时，孕妈妈也要保证休息，如果睡眠时间少或者睡眠质量不佳也容易导致血压升高。如果孕妈妈本身属于高血压患者，那么要注意保持心情放松，情绪不要过分激动，也不要发生太大的起伏。孕妈妈如果心情过度紧张，很容易导致血压升高，不利于治疗的进行。孕妈妈尤其要注意预防妊娠期高压疾病的发生，注意营养的均衡，以及保证吸收充足的营养。孕妈妈如果缺乏营养，低蛋白血症、严重贫血和妊娠高血压的患病率就会增加，因此，一定要加强营养，特别是蛋白质、多种维生素、铁剂和叶酸等营养的补充一定要充足，这样可以有效地预防妊娠高血压疾病的发生，降低发生先兆子痫的概率。

 ## 睡眠质量不好怎么办

由于腹部越来越大，孕妈妈仰卧睡觉会感觉不舒服，这是因为胎宝宝的重量会压到孕妈妈的大静脉，阻止了血液从腿和脚流向心脏，使孕妈妈从睡梦中醒来。这时可以借助枕头保持侧卧位睡觉。将枕头放在腹部下方或夹在两腿中间比较舒服，或者将摞起来的枕头、叠起来的被子或毛毯垫在背后也会减轻腹部的压力。如果孕妈妈在睡梦中出现腿抽筋的情况，可以用力将脚蹬到墙上或下床站立片刻，这样会有助于缓解抽筋。当然，还要保证日常饮食中有足够的钙摄入。

 ## 孕期肚皮发痒怎么办

孕妈妈在怀孕期间，尤其在怀孕6个月之后，经常会感到腹部瘙痒，而且通常会持续一段时间，如果用手直接抓，会使瘙痒感加剧。所以孕妈妈在肚皮瘙痒时，一定要使用正确的方法缓解瘙痒感。

孕妈妈腹部发痒大多数是由于皮肤被撑开过度，产生妊娠纹而引起的。越是抓挠，就会感觉越痒。一旦挠破了，就会导致皮炎。所以肚皮痒的时候，孕妈妈可以用手轻轻地搓揉，但是不要用力去抓，也可以用一点润肤露，起到缓解的作用。孕妈妈可以选择适合自己体质的乳液、橄榄油、按摩霜等，在挑选润肤产品时，要选择温和且敏感度较低的润肤产品，保证对自己和胎儿没有刺激。

除了滋润皮肤外，孕妈妈也可以通过多吃滋润的食物，从内部对皮肤进行滋润。孕妈妈要尽量避免摄入过量的甜食和煎炸食品，可以多吃一些富含胶原纤维的食物，如猪蹄，要多吃新鲜水果和蔬菜，可以坚持每天喝一杯脱脂牛奶。通过均衡的饮食，在怀孕开始时就要注意改善肌肤的肤质，可以避免妊娠纹的发生。同时也要注意避免过度清洁肚皮，人类的皮肤需要一个微酸环境，如果用偏碱性的清洁剂后清洁后会有瘙痒的感觉。一旦出现了瘙痒的情况，在洗浴的时候就不要在水温过高的情况进行擦洗，因为水温越高瘙痒就会越严重。

孕妈妈也要注意控制体重。孕妈妈如果体重上升过快，会导致腹部增大过快，从而致使皮肤组织张裂过度，引起瘙痒。因此，整个怀孕过程中，要把体重增重控制在12.5千克左右。同时孕妈妈每天也要进行适量的运动，如散步、做家务等，这样不仅可以消耗多余的脂肪，还可以预防胎位不正。

如果孕妈妈出现了肚皮瘙痒的情况，要提防胆汁淤积症。妊娠期胆汁瘀积症也会导致腹部皮肤瘙痒，皮肤瘙痒会先从腹部开始，然后发展到胸、背、四肢和头皮等部位，手心、脚心瘙痒也比较典型。瘙痒程度因人而异，严重的话会导致孕妈妈难以入睡，甚至抓破皮肤，发生感染。通常，瘙痒在胎儿出生后2天内，大都可以自行消失。妊娠期肝内胆汁淤积症是一种会导致胎儿死亡的严重疾病。它会引起孕妈妈和胎儿间的血液循环产生障碍，影响母胎之间的物质和气体交换，使胎儿处于低氧状态，生长发育缓慢，甚至造成死胎。如果孕妈妈是从腹部开始，进而发展到全身瘙痒的话，就要马上去医院进行检查，查看一下胆汁酸的情况。

 孕妈妈呼吸急促怎么办

大部分孕妈妈在怀孕后期都会出现呼吸困难的问题，呼吸频率会加快，心跳加速、胸闷等，这是由于胎儿在体内迅速生长，需氧量增加，而此时孕妈妈的胸腔变小，所以会出现呼吸困难。孕妈妈在妊娠晚期，逐渐增大的子宫将横膈往上顶，膈肌的活动受到限制，妨碍了正常的呼吸，胸腔变小，心肺活动也受影响。除此之外，血液容量增加也会加重孕妈妈的心脏负担，由此使孕妈妈容易出现呼吸短促。

如果孕妈妈出现了呼吸急促，那么在日常生活中可以把节奏稍微放慢一些，做运动或者活动的时候，孕妈妈最好不要太过于勉强自己。如果突然出现呼吸急促的话，孕妈妈可以保持上身挺直，肩向后展开，让肺部尽量扩展开，站或坐时应保持背部平直。晚上睡觉的时候可以多用几个枕头垫高一点儿，这样会让孕妈妈感觉好一些。此外，如果天气太过于闷热，孕妈妈尽量不要在空气流通性不好的地方待太长的时间，如果时间过长，孕妈妈可能会发生呼吸困难。孕妈妈要尽量避免到拥挤的公共场所，可以多到开阔的户外呼吸新鲜空气，在仰卧的时候如果感到不舒服，可以将枕头抬高，采取半位或者侧卧的姿势睡觉。在穿着方面，孕妈妈也要注意尽量穿宽松舒适的衣服，减少衣服的束缚，吃饭的时候也不要吃得太多，免得由于饱腹感而产生呼吸困难。

07

孕8月营养建议

 铁的需求量达到高峰

胎宝宝的肝脏在孕晚期以每天5毫克的速度储存铁，直至出生时达到300毫克～400毫克的铁质。孕30～34周对铁的需求量达到高峰，孕妈妈每日应保证摄入35毫克的铁。动物肝脏、动物血、瘦肉是铁的良好来源，含量丰富、吸收好。此外，蛋黄、豆类、某些蔬菜，如油菜、芥菜、雪里蕻、菠菜、莴笋叶等也提供部分铁。水果和蔬菜不仅能够补铁，所含的维生素C还可以促进铁在肠道的吸收。因此，在吃富铁食物的同时，最好一同多吃一些水果和蔬菜，也有很好的补铁作用。例如，鸡蛋和肉同时食用，可提高鸡蛋中铁的利用率；或者鸡蛋和番茄同时食用，番茄中的维生素C可以提高铁的吸收率。

 注意补充水溶性维生素

孕晚期需要充足的水溶性维生素，尤其是维生素B_1，如果缺乏则容易引起呕吐、倦怠，并在分娩时子宫收缩乏力，导致产程延缓。

在妊娠后期，孕妈妈应注意食用富含维生素K的食物，以预防产后新生宝宝因维生素缺乏而引起颅内出血、消化道出血等症状。维生素K有"止血功臣"的美称，经肠道吸收，在肝脏能产生凝血酶原及一些凝血因子。若维生素K吸收不足，血液中凝血酶原减少，易引起凝血障碍，发生出血症。预产期前1个月左右的孕妈妈，尤其应注意每天多摄入些富含维生素K的食物，如菜花、白菜等，必要时可每天口服维生素K1毫克。

 增加蛋白质摄入量

胎宝宝从怀孕28～40周，体重要从1000克增加到3000克左右，胎盘、子宫和乳房也要增大，需要增大蛋白质摄取量，特别是在孕期的最后10周，是蛋白质储存最多的时期。建议孕晚期每日应增加20克蛋白质。

 增加能量摄入

除了母体代谢加快、组织增大和胎宝宝快速生长发育外，胎宝宝开始在皮下和肝脏储存糖原与脂肪。因此，孕妈妈需要增加热量的摄入，应该在非孕基础上每日增加836千焦（200千卡）热量。

 对钙的需求量明显增加

虽然孕妈妈在怀孕的整个过程中都需要补钙，但怀孕晚期的孕妈妈对钙质的需求量明显增加。同时，胎宝宝的牙齿和骨骼的钙化速度也在加速。胎宝宝体内一半的钙质都是在怀孕的最后两个月储存的。这一时期，胎宝宝骨、牙齿的钙化速度明显加快，至出生时，全部乳牙均在牙床内形成，第一恒磨牙也已钙化。胎儿时期钙、磷的摄入量对其一生牙齿的整齐、坚固起着很大的决定作用。如果孕晚期钙、磷供给不足，胎宝宝就会从母体的骨、牙齿中争夺大量的钙、磷以满足自身的需要，很可能导致孕妈妈产生骨质软化症。同时，胎宝宝也可能产生先天性佝偻病或缺钙抽搐。中国营养学会建议孕晚期孕妈妈每日应该摄入钙1500毫克。而且，补充钙质有助于预防孕妈妈发生妊娠期高血压疾病。

第10章

孕9月，孕妈妈开始为分娩做准备

01
怀孕第9个月孕妈妈的身体变化

妊娠第9个月时，子宫上升至心口附近，压迫胃、心脏、肺，胸口疼痛、呼吸困难现象加重。这时肚子已相当沉重，孕妈妈会发现自己的肚脐变得又大又突出。上下楼梯和洗澡时一定要注意安全，防止滑倒。做家务时也一定要注意动作轻缓，不要过猛，更不能做有危险的动作。变大的子宫压迫膀胱，出现尿频，打喷嚏、咳嗽时会有小便流出。肚子更大，躺着时变换姿势会很困难，睡觉时翻身也会不便。

体重大约以每周250克的速度增长，主要是因为胎儿在出生前的最后几周内体重猛增，这段时间胎儿增长的体重比此前共增体重的一半还要多。

也许这时孕妈妈会发现自己的腿脚肿得更厉害了，但不要限制水分的摄入量，因为母体和胎儿都需要大量的水分。如果发现自己的手或脸突然肿起来，那就一定要去看医生了。

由于胎儿增大，并且逐渐下降，相当多的孕妈妈此时会觉得腹坠腰酸，骨盆后部附近的肌肉和韧带变得麻木，甚至有一种牵拉式的疼痛，使行动变得更为艰难。孕妈妈还会感到骨盆和耻骨联合处酸疼不适，不规则宫缩的次数增多，这些都标志着胎儿在逐渐下降。沉重的腹部会使孕妈妈更加懒于行动，更易疲惫，但还是要适当活动。日益临近的分娩会使孕妈妈感到忐忑不安，甚至有些紧张，和丈夫、朋友或自己的妈妈聊一聊，也许可以稍稍缓解一下自己内心的压力。

02
孕9月产检要注意的问题

孕妈妈在怀孕第9个月的时候，已经处于孕晚期了，这个月同样要进行2次产检，时间分别是怀孕34周和怀孕36周。怀孕34周产检时，除了做一些常规检查外，还要进行胎心监护检查。做胎心监护检查时孕妈妈应该尽量多走动，适当吃些点心，让胎儿活动起来，这样胎心监护就能顺利进行了。怀孕36周体检时，孕妈妈需要做一次十分详细的超声波检查，评估胎儿当时的体重以及发育状况，包括胎儿双顶径大小、胎盘功能分级、羊水量等，并预估胎儿到足月生产时的重量。如果胎儿的体重不足，孕妈妈就要在最后的一个月适当补充营养了。如果胎儿超重，孕妈妈则要适当调整饮食。

孕妈妈在第9个月进行产检的时候，要进行B族链球菌检测。大多数女性的阴道及其周围皮肤里都会存在这种细菌，虽然这种细菌对孕妈妈无害，但是如果孕妈妈在分娩过程中发生了感染，那就可能会给刚出生的宝宝带来严重的疾病，如肺炎、脑膜炎，或者血液感染。

 B族链球菌检查很重要

B族链球菌（GBS）是兼性厌氧的革兰氏阳性链球菌，它是一种条件致病菌，一般情况下可以正常地寄居于阴道和直肠，一般正常的健康人群感染B族链球菌并不会致病。据统计，约30%一般妇女携带病菌，在孕妇中有10%~30%的人感染，其中40%～70%的孕妈妈在分娩过程中有可能会把病菌传递给新生儿。如果新生儿携带了这种病菌，那么有1%～3%会出现早期侵入性感染，引起新生儿发生败血症、脑膜炎、肺炎等疾病，其中有5%会导致死亡，感染后存活的新生儿，还有可能患有严重的神经系统后遗症，包括脑积水、智力障碍、小头畸形、耳聋等。同时，B族链球菌还可引起孕妇感染、早产、胎儿发育不良（低体重儿）、胎膜早破及晚期流产的病症。

B族链球菌传播的主要途径为垂直传播，而且与分娩有关。如果孕妈妈感染了B族链球菌，新生儿就有可能在出生时吸入感染的羊水或通过产道时感染B族链球菌，即使是剖宫产也不能避免新生儿感染B族链球菌。

分娩传播是新生儿感染B族链球菌的主要途径，由于感染B族链球菌会给孕妈妈和新生儿带来生命的危险，孕妈妈要高度重视B族链球菌产前筛查，从而更好地保证孕妈妈和胎儿的健康。

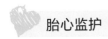 **胎心监护**

胎心监护检查的目的是确认胎儿在孕妈妈肚子里的健康状态，能够准确及时地了解胎儿的发育状态。由于胎儿心率受交感神经和副交感神经的调节，通过信号描记瞬间的胎心变化所形成的监护图形的曲线，根据曲线图可以了解胎儿在胎动时和宫缩时胎心的反应，以便推测胎儿在子宫内是否存在缺氧的状况。胎儿正常的心率是在每分钟120次～160次，如果胎心监护检查显示胎儿的胎心率在持续10分钟或更长的时间都小于120/分或大于160次/分，那么就表明胎心率是异常的。一般情况下，孕妈妈在孕晚期时才需要进行胎心监护的检查。如果出现胎儿心率过慢的情况，很可能是由胎儿宫内缺氧或孕妈妈服用的某些药物由胎盘直接作用到胎儿所导致的，在经过仔细检查后，孕妈妈要立即就医。

进行胎心监护检查时，孕妈妈要选择合适并且舒服的姿势进行，同时也要保证胎儿处于舒服的姿势，使胎儿尽量多运动。孕妈妈尽量避免平卧，因为这样不利于对胎儿的心率进行监测。而且在进行胎心检查前，孕妈妈可以吃点甜食，促进胎儿多活动，顺利完成胎心监护的检查。同时，孕妈妈也要保持情绪的平和，不要有太大的情绪波动，尽量保持轻松愉快的心情，这样也有利于检查的顺利进行。

检查胎位时要放松

胎位是指胎儿在子宫内的位置。胎儿出生前在子宫内的位置以及姿势特别重要，这关系到孕妈妈是否能够顺利进行分娩。通过触摸或者B超等方法，可以检查胎儿的姿势和位置在子宫里是否正常。如果出现胎位不正的情况，孕妈妈一定要在怀孕30～32周进行纠正，不然在生产的时候就可能会有难产的危险。

孕妈妈在进行胎位检查的时候一定要保持腹部放松，无论是B超检查还是四部触诊法，孕妈妈自身的情况都很重要。孕妈妈在放松的状态下进行检查，胎儿才能处于放松的状态，才有利于医生对胎儿的情况做出正确的判断。如果在做检查时，胎儿不是很配合，通常是处于睡眠状态，胎儿活动不是很明显，那么这样肯定会影响检查的结果。因此，如果孕妈妈发现胎儿不太爱动，或者是处于静止状态，那么孕妈妈最好是自己动一动，或者侧卧，或者坐起来，或者轻轻摇晃腹部，通过一些轻微的动作把胎儿唤醒。

听胎心前不要服用药物

正常的胎心跳动为每分钟120次～160次，如果每分钟胎心率大于160次或小于120次，或胎心不规律均视为异常情况。如果出现这种情况，可以过一段时间再听一次。如果还是异常，则要及时到医院检查。如果孕妈妈容易生气，情绪波动较大，会影响听到的结果，从而影响对腹内胎儿发育情况的正确判断。所以，孕妈妈要尽量保持平和的心态，少生气，保持情绪平稳，尤其是在听胎心前。

如果孕妈妈发热，胎心率常常会超过160次/分钟。如果孕妇患有甲状腺功能亢进，那么她本身的心率很快，胎儿的心率也会常常超过160次/分钟。如果孕妇服用某些药物，如早产保胎时服用的舒喘宁或阿托品等，都会引起孕妈妈和胎儿心率加快。

为了保证胎心监护检查结果的正确性，孕妈妈在检查时一定要心态平和，保持情绪处于平稳状态，尤其不要服用引起胎心异常的药物，避免影响检查结果。

 ## 及时进行肛肠外科检查

为了避免孕妈妈在分娩时发生肛肠疾病，孕妈妈要及时进行肛肠外科检查。肛肠疾病是指发生于肛门和大肠部位的疾病，其中发生在肛门直肠的最多，常见肛门部疾病有痔疮、便秘、肛裂等。虽然肛肠疾病算不上特别严重的疾病，但是却给患者带来许多的麻烦和痛苦，它也是日常生活中的常见病。在妊娠及产后妇女中，以痔疮、便秘、肛裂等肛肠疾病的发生最为多见，主要表现为大便带血、肛门分泌物增多、大便时疼痛、大便后肿物脱出、排便不畅，以及大便后有不尽感等症状。由于生理结构、生活习惯、分娩方式、心理情绪等方面的变化，会导致孕妈妈肛肠疾病的发病概率明显增加。

孕妈妈在怀孕期间，由于腹部逐渐变大，子宫压迫肠胃，导致肠胃吸收消化功能减弱，很有可能发生便秘，而这很有可能是肛肠疾病的一种表现。肛肠疾病如果严重的话，孕妈妈在分娩的过程中很有可能会发生危险。大多数人都认为女性肛肠病患者处于妊娠期时不宜接受手术治疗，在妊娠早期做手术会对胎儿产生不良影响，而在妊娠后期做手术则会导致发生流产。加之妊娠及哺乳期间，药物选用比较单一，这样就增加了恢复的时间。因此做肛肠科的专科检查至关重要，并且对一些肛肠疾病可以在早期发现，在早期进行治疗，避免妊娠期间出现便血、肛门疼痛等症状或者加重原有的肛肠疾病，给自身带来不必要的伤害和身心痛苦。

通过肛肠外科检查，可以判断孕妈妈的骨盆是否适合胎儿的大小，判断胎儿能否顺利地经阴道分娩。

03
做常规检查和B超检查
保证顺利分娩

    常规检查主要包括身高、体重、血压、产科检查和宫高，其他检查主要是产科B超检查和胎位检查。

    产科检查主要是了解软产道及骨盆腔内的生殖器官有无异常，对分娩情况提早做评估。宫高检查是判断子宫大小的数据之一，有助于动态观察胎儿生长发育状况，估计胎儿体重，及时治疗胎儿发育迟缓、巨大儿等妊娠异常情况。

    产前的B超检查主要是测羊水、胎儿体重，脐带和胎盘情况。孕晚期做B超，可以清楚观察到胎位、胎儿大小、胎盘成熟度等情况，进行临产评估。同时对胎位进行检查，预防胎位异常。

04

学会看自己的产检报告单

 看懂B族链球菌检查报告

15%女性的阴道及其周围皮肤里都有B族链球菌。虽然这种细菌对孕妈妈无害，但是如果分娩时出现了感染，那可能会给刚出生的宝宝带来严重的疾病（如肺炎、脑膜炎，或者血液感染）。这种检测就是把消毒棉放到阴道或者直肠里，然后再把消毒棉送到实验室，看看是不是存有这种细菌。如果你的B族链球菌测试呈阳性，医生就会让你在分娩时服用抗生素，以防止宝宝在出生的时候被感染。

 看懂血压检测报告

孕妈妈在怀孕期间很容易出现高血压，妊娠高血压是指妊娠中血压的收缩压高于140或舒张压高于90，或妊娠后期之血压比早期收缩压升高30或舒张压升高15。

怀孕时的血压可能会比怀孕前略低，通常来说，正常的血压值应为110～130/70～80mmHg以下，如果怀孕20周前，血压值达140/90mmHg，则可能会诊断为慢性高血压，但若是怀孕20周后仍持续高于140/90mmHg，则可确诊为妊娠高血压。妊娠高血压会妨碍血液进入胎盘，从而影响胎儿吸收养分。此外，如果还存在尿蛋白的症状就很有可能发展为子痫前症，影响胎儿生长发育，造成胎儿心跳减速甚至胎死腹中。

本月孕妈妈经常出现的
问题

　　孕9月时，孕妈妈已进入怀孕晚期，将近临产，孕妈妈的身体变得沉重，行动笨拙，孕妈妈活动时要多加注意。另外到了这个阶段，不少孕妈妈难免会产生这样或那样的担心，所以一定要做好产前心理疏导，排除恐惧与紧张的情绪，保持良好的心态，以利于顺利分娩。

　　此时的孕妈妈不可避免地会感觉到疲劳，尤其是腰酸背痛的感觉会更严重，这是因为到了孕晚期，子宫增大，腹部膨隆，为了保持稳定的直立位，不得不拉紧腰背部肌肉以保持重心平衡，腰背部肌肉长期处于紧张状态，势必出现慢性疲劳而导致腰背痛。胎儿的头部开始进入骨盆，压迫腰椎，也是引起腰痛的原因之一。减轻腰背痛的方法有：减少站立时间，站立时可以将一只脚放高一点，如凳子上或台阶上。坐位时可以将垫子垫在背部的凹处。不要睡过软的床垫。在热水中泡10分钟可以缓解腰背痛，在医生、理疗师指导下进行热疗或按摩也能缓解腰背痛。如果疼痛严重，应找医生解决。如果是一阵阵的腰痛，则有可能是子宫收缩造成的，所以若感觉与平时痛得不一样或者疼痛忽然加重，要去看医生，确定是否临产。

　　这个月孕妈妈也要注意预防早产，因此一定要保证足够的休息，不要过度劳累，居家时要防止地板打滑，雨雪天气尽量不要外出。

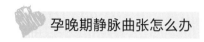 孕晚期静脉曲张怎么办

孕妈妈在怀孕后，由于体内血量的增加，静脉承受的负担也将增大，再加上体内黄体酮水平的增高，血管壁也会变得松弛。孕晚期时，孕妈妈的小腿、脚背及外阴部经常会见到青色蚯蚓般的血管条状，形状突出，在腿上蜿蜒而行，这就是静脉曲张。

由于下肢血液回流不畅，致使静脉血淤积而引起静脉扩张。它使孕妈妈身体感到发胀、酸痛、麻木和乏力，有时血液积聚成球状，血管壁薄，极易破裂。如果形成了静脉曲张，应在生活中多加防护：在刚发生静脉曲张时，就不要长久站立，也不要久坐不动，而要经常变换体位休息。如果久坐要注意常活动脚部。每次如厕时间不要太长。条件允许的话，把双腿抬起以利于静脉血回流。外阴静脉曲张时应适当卧床，取卧位休息。每天起床后趁静脉曲张和下肢水肿较轻时，穿上高弹力尼龙袜或在小腿缠上弹力绷带；外阴部可用弹力月经带，到晚上取下。内衣不要过紧地勒在腹部。这样，既可减轻静脉曲张的症状，也可避免磕碰等外伤造成的出血及感染。睡眠时用枕头垫高双腿，促使静脉血回流。避免用过冷或过热的水洗澡，与体温相同的水最为适宜。防止便秘，如有慢性咳嗽或气喘应彻底治愈，以减轻静脉压。如有外阴静脉曲张应及时就医。外阴静脉曲张常伴有阴道和子宫颈静脉曲张，若不采取措施，临产时胎宝宝的头经过时易发生静脉破裂出血。

孕妈妈如果患有静脉曲张，尽量不要提重物，以减轻身体下肢的压力，也不要穿紧身的衣服，不要长时间地站立或者坐着，以免妨碍血液循环。在休息和睡觉的时候，采用左侧卧位有利于下腔静脉的血液循环，减轻静脉曲张的症状，孕妈妈也要控制自己的体重，如果孕期出现了超重，会增加身体的负担，使静脉曲张更加严重。

孕期便秘怎么办

便秘是孕妈妈在怀孕期间经常出现的问题，尤其在妊娠晚期，便秘的情况会越来越严重，孕妈妈常常几天没有大便，甚至1～2周都不能排便，从而导致孕妈妈腹痛、腹胀。严重者可导致肠梗阻，并引发早产，危及孕妈妈和胎儿的安危。

孕期发生便秘，孕妈妈可以多加运动，也可以通过改善饮食治疗便秘，必要时可以进行药物治疗。

针对孕期便秘，国外医生推荐一种强化骨盆底肌肉的运动，这种运动对排便很有帮助，称为凯尔特运动。孕妈妈在做凯尔特运动时，首先要注意放松腹肌、腿肌与股部肌肉，然后做类似于控制排气或排尿的那种收缩动作，每次要坚持10秒钟或更长一些，然后放松10秒钟。如此收缩放松一共3次算1轮，每天要锻炼10轮。当肌肉强化后，还可增加轮次。当排便不利的症状得到控制后，轮次可以不用再增加，但还是应该继续坚持每天至少做1轮，或每周3轮，使肌肉群继续保持强劲有力。

饮食调整也必不可少。平时注意多喝水，而且可以适当在水中加些蜂蜜，这样润滑肠道的效果会更加明显。也可以多吃些增加胃酸分泌、促进消化富含纤维素的食物，因为膳食纤维可加速肠道蠕动。出现便秘时应先从饮食调整、生活习惯调整入手，可利用食疗方法进行治疗，如菜粥、松子仁粥等。对于有便秘的孕妈妈来说，便秘期间暂时少吃或不吃不易消化的食物，如莲藕、蚕豆、荷包蛋、糯米等。

在经过运动和饮食治疗后，如果症状没有缓解，孕妈妈可以适当服用有益气润肠、温和通便作用的药物，如乳果糖、中药麻仁润肠丸、麻仁滋脾丸等，这些药直接在胃肠道内产生作用而不被吸收，对胎儿没有毒副作用，但是必须在医生指导下服用。如果便秘比较严重，可采用由甘油、硫酸镁和水所配成的"灌肠液"予以低压灌肠，临床效果显著。但是，如果操作不当，也会诱发流产或早产，所以不到万不得已时不可选用这种方法。

孕妈妈患痔疮需治疗吗

大部分的孕妈妈会在孕期受到痔疮的困扰。孕期的痔疮一般分娩后可消失，为了避免痔疮随着孕期增加而加重，平时注意多喝水，多吃富含维生素的新鲜蔬果，不要久坐，尤其是不要长时间坐沙发。

孕妈妈患痔疮时，为了减少对胎儿的不良影响，也为了避免症状的加重，一般会采取保守的方法进行治疗。等到胎儿出生后，痔疮情况也可能减轻，到时候可再视病情决定是否需要进一步的治疗。保守疗法的目的是缓解痔疮的严重程度，首先应预防便秘的发生，多吃蔬果，少吃刺激辛辣的食物，多喝水，养成良好的如厕习惯等。此外，每天可以进行温水坐浴。也要尽量避免久站、久坐、久蹲，防止痔疮更严重。孕妈妈便秘严重时，可以在医生指导下使用药膏及软便剂，以避免如厕时用力过度而加重痔疮脱出的情况。

 ## 重视泌尿系统感染

在产前检查时，如果在尿液检查中发现有细菌，一般都会视为泌尿系统感染。泌尿系统感染后会引发一系列的并发症，如急性肾盂肾炎、败血症等。为了避免菌尿症所造成的后遗症影响胎儿生长发育，所以如果检查结果为泌尿系统感染，一定要及时进行治疗。

孕妈妈在怀孕期间很容易因为轻微的菌尿症造成高比率的肾盂肾炎，进而影响胎儿成长。尤其在孕晚期，由于泌尿系统受胎儿的压迫，菌尿症发生的机会会比平常高许多，且亦有复发的可能。为了避免上述的情况，孕期任何阶段菌尿症都不应轻视，都需接受完整的抗生素治疗，以保胎儿及母亲的平安。

 ## 孕晚期腹胀怎么办

孕妈妈在怀孕期间很容易出现腹胀，尤其是在怀孕晚期，而由腹胀引起的食欲不振、便秘等不适，不仅会影响孕妈妈的休息及营养摄取，还会给孕妈妈造成一定的心理压力。因此，孕妈妈出现腹胀时，可以采用以下方法进行缓解治疗。

孕妈妈在吃东西时要尽量保持细嚼慢咽，而且吃东西时不要说话，避免用吸管吸吮饮料，嘴里不要常常含着酸梅或者咀嚼口香糖等，这样都可以避免让过多的气体进入腹部。要有效地舒缓胀气，首先最重要的是改变饮食习惯。如果孕妈妈已经感到肠胃胀气，却还进食大量食物，在增加肠胃消化的负担的情况下，只会令胀气情况更加严重。妊娠中晚期的孕妈妈可采用少量多餐的进食原则，每次吃饭的时候记得不要吃太饱，便可有效减轻腹部饱胀的感觉。孕妈妈不妨从每日三餐的习惯，改至一天吃6～8餐，以减少每餐的分量。除了控制蛋白质和脂肪摄入量，烹调时添加一些大蒜和姜片，也可以减轻腹胀的症状。

孕妈妈每天至少要喝1500毫升水，充足的水分有利于促进排便。如果大便累积在大肠内，胀气情况便会更加严重。每天早上起床后可以先补充一大杯温开水，也有促进排便的功效。喝温水更好，因为喝冷水较容易造成肠绞痛，当然冰水就更不适宜，汽水、咖啡、茶等饮料也应尽量避免，汽水中的苏打容易造成胀气。另外，在喝水的时候可以加入一点点蜂蜜，能促进肠胃蠕动，防止粪便干结。如果腹胀难受时，可采取简单的按摩方法舒缓。温热手掌后，采用顺时针方向从右上腹部开始，接着以左上、左下、右下的顺序循环按摩10圈～20圈，每天可进行2次～3次。要注意按摩时力度不要过大，并稍微避开腹部中央的子宫位置，用餐后也不适宜立刻按摩。另外，在按摩时可略加一点点薄荷精油，也能适度缓解胀气或便秘的症状。

06

孕9月营养建议

 一日三餐都应有蔬菜

蔬菜是人体所需维生素C、β-胡萝卜素、叶酸、钾和膳食纤维的良好来源。研究表明，多吃蔬菜具有防癌作用，可以降低心血管疾病的发病风险，可以降低发生2型糖尿病的危险性，有助于控制体重，促进排便，缓解便秘。这些作用使蔬菜（还有水果）成为膳食结构中的佼佼者，备受推崇，孕期膳食也不例外。

1.蔬菜要吃够量

成年人每天吃蔬菜300克～500克（6两至1斤），孕妇的蔬菜推荐摄入量与此相同。孕妇一日三餐食谱都要有蔬菜。当孕妇出现体重增长过快或血糖异常时，控制谷类、油脂和肉类摄入的同时，还要加大蔬菜摄入量，每天500克～750克。

2.增加绿叶蔬菜

不同种类的蔬菜，营养价值有差异。其中，深色蔬菜营养价值比浅色的更高，每天蔬菜要有一半是深色蔬菜。深色蔬菜主要包括：绿色蔬菜如菠菜、油菜、绿苋菜、茼蒿、芹菜叶、空心菜、菜心、莴笋叶、芥菜、西蓝花、西洋菜、生菜、小葱、韭菜、萝卜缨、青椒、蒜薹、荷兰豆、四季豆、豇豆、苦瓜等；红黄色蔬菜如西红柿、胡萝卜、南瓜、红辣椒等；紫色蔬菜如茄子、紫甘蓝等。

在深色蔬菜中又以绿色叶菜营养价值最高。这是因为绿色叶菜富含叶绿素，叶绿素是植物进行光合作用的所在。光合作用是植物一切养分合成的基础。植物中绝大多数营养成分都在叶片中合成，叶片是植物生命中最具活力的部分，它富含养分是一点儿也不奇怪的。在孕期膳食结构中，绿色叶菜应该占50%，达到每天250克。

3.增加菌藻类和薯芋类

除深色蔬菜，尤其是绿色叶菜之外，菌藻类蔬菜（如蘑菇、香菇、木耳、银耳、海带、紫菜、裙带菜等）、十字花科蔬菜（如甘蓝、西蓝花、油菜、大白菜、萝卜等）也因营养价值较高和（或）有特殊保健价值而被推荐。

还有一类蔬菜值得强调——薯芋类。薯芋类主要包括马铃薯（土豆、洋芋）、红薯（甘薯、地瓜）、芋头、山药、莲藕、荸荠等。它们具有蔬菜的一般特点，但又与其他类蔬菜明显不同——含较多淀粉，其含量在10%～25%。淀粉含量高，这是谷类食物的特点。所以薯芋类兼具蔬菜类和粮食类食物的特点，既是粮食，又是蔬菜。对那些面临体重增长过快压力的孕妇而言，薯芋类应该作为主食，代替谷类来食用。当然，对那些体重增长正常的孕妇，薯芋类完全可以作为蔬菜食用。此时，推荐数量是每周250克～500克。

第11章

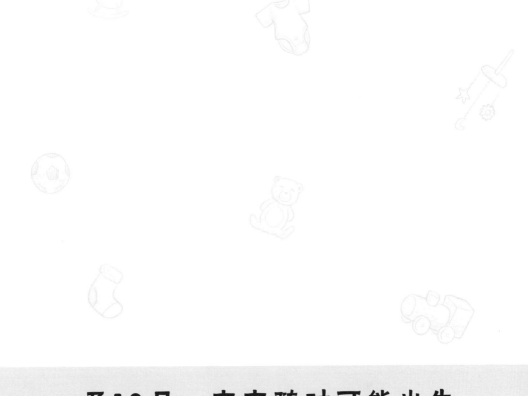

孕10月，宝宝随时可能出生

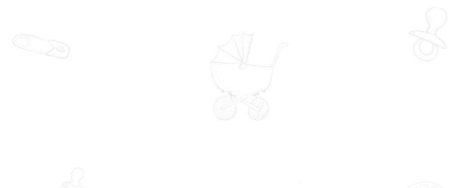

01

怀孕第10个月孕妈妈的
身体变化

接近预产期，子宫下移，胃肠感到舒适，但膀胱会受到压迫，要经常去厕所。胎宝宝进入骨盆中央，孕妈妈的脚踝或耻骨会有疼痛感。孕妈妈的身体整体进入分娩准备状态，产道变软，分泌物增多，经常有腹坠现象。阵痛每间隔10分钟1次，最后开始产前阵痛，初产妇在规则的阵痛后约12小时就会分娩。

孕妈妈现在可能会既紧张又焦急，既盼望宝宝早日降生，又对分娩的痛苦有些恐惧。现在应该适当活动，充分休息，密切关注自己身体的变化，留意临产征兆的出现，随时做好入院准备。孕妈妈可能会觉得这等待的日子格外漫长，准爸爸也会整天心神不宁，不知道妻子何时临产，一切处于"备战"状态，气氛显得有些紧张。不妨两个人再一起享受一下二人世界，在家里听听音乐、看看影碟，好好珍惜这难得的时光。

02
孕10月产检要注意的问题

孕妈妈在怀孕第10个月时，已接近临产期。这个月的产检主要为常规检查和产前鉴定（骨盆测量），根据骨盆测量来选择分娩方式，以及判断分娩是否能够顺利进行。这段时间，孕妈妈可能会越来越紧张和焦急，此时孕妈妈最重要的是保证充分的休息，同时也要注意适当地活动，密切注意自己身体的变化。值得注意的是，这个月的每一周都要进行产检。

 宫缩过频应该及时就诊

所谓宫缩是指子宫收缩，是产力的主力，贯穿于分娩全过程的始末，分娩的辅力是腹壁肌、膈肌和肛提肌收缩力，只出现于第二、三产程之中，协同主力起作用。也就是说，宫缩是推动分娩的主要动力。子宫收缩出现时表明胎儿在活动，或者是胎儿长大的信号。

宫缩对胎儿的影响要看宫缩的程度，一般情况下孕妈妈在孕晚期时可能会感觉到不规则的腹痛，虽然这种情况属于正常现象，但是也要注意宫缩频率的程度，以及阴道流水或流血的情况和胎动次数。如果宫缩出现过于频繁的话，这有可能是早产的先兆，这个时候孕妈妈需要注意休息，让专业医生做好检查，确定不会出现太大的问题。

孕妈妈在分娩前的几周内，由于子宫肌肉处于比较敏感的状态，所以将会出现不规则的子宫收缩，持续的时间比较短，而且力量比较弱，或子宫收缩只是限于子宫下部。如果在收缩数小时后又停止收缩，不能使子宫颈口张开，这并不是临产的迹象，只能称为假阵缩。而如果是临产时的子宫收缩，是有规则性的。初期间隔时间大约是10分钟一次，孕妈妈感到腹部阵痛，随后阵痛的持续时间会逐渐延长，长至40~60秒，阵痛的程度也随之加重，而间隔时间缩短为3~5分钟。当子宫收缩出现腹痛时，会感到下腹部很坚硬。

　　如果宫缩不太强烈或者疼痛感不是很严重的话，孕妈妈不要过度紧张，虽然宫缩可能加强，也可能会出现延迟的现象，但只是胎儿要出生的信号，只要孕妈妈注意及时跟医生配合就可以顺利完成分娩。如果宫缩频繁发生在怀孕20~37周，孕妈妈就要多加注意并且预防早产，所以如果宫缩过于频繁一定要及时通知医生。

B超检查要提前预约

　　孕妈妈在怀孕期间要进行B超检查，孕期B超检查可以将胎儿的情况清楚地显示出来，如胎儿的肝脏、肾脏、胃、膀胱、心脏以及胎头和脊柱。医生通过B超诊断仪可观察到胎儿各时期的活动状态，孕晚期胎儿的呼吸、胎儿吞咽动作以及有规律的胎心搏动。B超测量胎儿的数据，往往可以测算胎儿与孕期是否相符，可以观察胎头方位、确定生产方式、胎盘成熟度及羊水量等，还可以判断有无胎盘老化。

　　孕妈妈在进行B超检查前，要提前跟医生进行预约，医生要考虑孕妈妈的自身条件是否适合进行B超检查，在医生的指导下进行。此外，进行B超检查也要做一些准备工作，所以在跟医生预约好时间之后，孕妈妈要做好充足的准备进行检查，保证检查结果的准确性。

血常规不用空腹

血常规检查是临床上最基础的化验检查之一。血常规检查包括红细胞计数、血红蛋白测定、白细胞计数及其分类四项。

孕晚期进行血常规检查的主要目的是查看孕妈妈是否存在贫血，所以只需要抽取指尖血，是不需要空腹的。这次的血常规检查主要是检测红细胞计数和和血红蛋白测定，正常情况下，红细胞的数量和血红蛋白含量的比例大致是相对固定的，但如果发生贫血，二者之间的比值就会发生变化，比如发生低色素性贫血时，血红蛋白含量的降低就会十分明显，而红细胞和血红蛋白的比例就会升高。

待产的时候要精神放松

临近分娩期，不少孕妈妈可能会产生紧张的情绪，但要提醒自己一定要放松，并注意多多休息。一旦入院，孕妈妈就会更加紧张，但是为了能够顺利分娩，孕妈妈一定要保持精神放松。

当子宫颈开始变化以后，密集的产痛加上胎头向下挤压产道、子宫颈持续扩张等，会使得有些孕妈妈感觉一直在疼痛，而且精神及肌肉处于高度紧张状态而不能放松。此时，医护人员会引导孕妈妈放轻松，并且会在孕妈妈紧张僵直的部位按摩或轻拍，缓解紧张感，使处于僵直的部位得到放松，避免产生痉挛。孕妈妈可以练习拉梅兹呼吸法，这种呼吸方法有助于孕妈妈掌握分娩的节奏，缩短分娩的时间，帮助孕妈妈顺利完成分娩。

处于临产期的孕妈妈可能会产生各种不适，这时家属或者医护人员要尽量满足孕妈妈的要求，帮助孕妈妈缓解疼痛感。准爸爸这时也要全程陪护在孕妈妈身边，在精神上给予孕妈妈帮助。通过亲人间的支持与互动，尤其是准爸爸的帮忙，可以给予孕妈妈更多的力量。

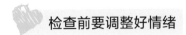 **检查前要调整好情绪**

孕妈妈和胎儿的感受是相连的，孕妈妈心情愉悦，胎儿也会心情愉悦，孕妈妈心情低落，胎儿也会心情低落，所以，为了能够准确地检查胎儿的情况以及临产前孕妈妈的身体情况，孕妈妈在检查前一定要调整好情绪。

人的情绪与大脑皮层、边缘系统和自主神经关系密切。情绪的变化会引起生理上的变化。医学临床研究表明，许多疾病都与患者的情绪有关，而孕妇的心理状态对胎儿的影响更为敏感。当孕妈妈精神愉快、情绪和谐时，血液中有利于胎儿健康发育的激素和化学物质增加，胎儿的活动便更加有规律性，促进胎儿神经系统发育。相反，孕妇的情绪悲伤或恐惧，会使血液中增加有害神经系统和心血管系统的化学物质，引起肾上腺激素分泌过多，可能导致儿童颌发育不全形成腭裂。有的还可能会造成胎儿早产，甚至胎死腹中。

孕妈妈可以提前了解分娩的一些知识以及分娩的全过程，了解临产期孕妈妈的情绪变化，如血压升高、心率加快、呼吸增加、血糖升高、肌肉紧张等。而焦虑、恐惧、抑郁是心理应激最常见的反应。适当焦虑，可提高个体适应环境的能力，而过度焦虑则不利于适应环境，易导致子宫收缩乏力，影响分娩的顺利进行。所以孕妈妈在最后一次产检时，一定要调整好自己的情绪，通过检查，对于分娩过程能做出最好的评估。

03

B超检查，了解胎宝宝产前的情况

　　最后一次产前检查中，孕妈妈一定要进行B超检查，孕晚期的B超检查，可以清楚地观察到子宫内胎儿的情况，如胎儿的胎位和大小，以及胎盘的成熟程度等，进行临产前的评估。

　　通过B超检查，可以帮助孕妈妈选择生产方式，如果胎儿已经发育成熟，而且胎儿的大小与孕妈妈骨盆大小相符合，那么在综合考虑其他情况的条件下，孕妈妈可以选择进行顺产；如果B超检查胎儿的胎位不太正常，那么就要考虑是否进行剖宫产了。

 ## 了解产前B超检查

　　产前B超检查主要用于检查胎儿的发育情况以及胎盘的成熟程度，不涉及胎儿的器官结构方面的检查，及时了解胎儿在子宫内的发育情况，及时发现各种异常情况并且能够及时处理。

　　最后一次的B超检查主要是用来确认胎儿大小和胎儿的胎位状态，以及是否存在脐带绕颈的情况，确定孕妈妈是进行剖宫产还是自然生产，并且确保生产时不会发生意外情况。如果B超检查显示胎盘已经出现老化，而此时的胎盘已不利于胎儿继续在孕妈妈体内发育，这时是需要采用人工终止妊娠的。

 ## B超检查胎位不正，应该提前半个月住院

　　胎位是指胎儿在子宫内的位置。胎儿出生前在子宫内的位置以及姿势特

别重要，这关系到孕妈妈是否能够顺利进行分娩。众所周知，子宫内的胎儿是浸泡在羊水中的，由于胎儿头部比胎体重，所以胎儿多是头下臀上的姿势。正常的胎位应该是胎头俯曲，枕骨在前，分娩时头部最先伸入骨盆，医学上称之为"头先露"，这种胎位分娩一般比较顺利。当出现胎位异常时，使得孕妈妈本来就很有限的分娩通道中又出现了障碍，因而容易导致难产。以臀位为例，容易导致胎膜早破，造成脐带脱垂或分娩时的出头困难，从而会危及胎儿的安全。再如横位，由于分娩时先露部分不能紧贴宫颈，对子宫的压力不均匀，容易导致子宫收缩乏力，致使胎儿宫内窘迫或窒息死亡。所以，如果发现胎位不正，孕妈妈和胎儿都必须进行详细检查，查看是否存在异常。

在发现胎位不正后，孕妈妈一般可以通过做膝胸卧位操进行胎位纠正或者采用艾灸阴穴的方式进行胎位纠正。如果这些方法都没有明显的作用的话，医生会对孕妈妈实行纠正胎位的手术。胎位不正有可能导致胎儿脐带绕颈或脐带脱垂，如果在孕10月产检时发现了胎位不正，那么孕妈妈就要马上入院进行待产，以免在生产时出现难产或者胎儿因缺氧而窒息。

胎位不正很容易导致脐带脱垂

对于胎位不正的孕妈妈来说，一定要当心是否会发生脐带脱垂。在出现胎位不正的情况时，就要及时到医院进行待产，以免发生意外情况，如脐带脱垂。

脐带脱垂是指胎膜破裂后，脐带脱出于阴道或外阴部。脐带脱垂是一种严重的分娩并发症，发生率为0.4%～10%。脐带脱垂对于胎儿来说十分严重，可能会导致胎儿在宫内缺氧，以及发生宫内窘迫，严重的会危及胎儿的生命安全，如果血流完全阻断超过8分钟，就会使胎儿迅速窒息而死亡。

胎位异常是发生脐带脱垂的重要原因。据医学统计，头位、臀位、横位三者发生脐带脱垂的比例约为1∶20∶70，可见脐带脱垂与胎位不正有着密切的关系。因此当发生脐带脱垂时，孕妈妈不要慌张，如果胎膜已破，孕妈妈应当立即平躺，将臀部垫高，然后呼叫急救车，以平卧的姿势送到医院，这样会避免对胎儿以及孕妈妈造成更大的损伤。

04

学会看自己的产检报告单

看懂最后一次B超报告单

B超检查主要是检查胎儿在宫内的发育情况。孕10月时，胎儿已经基本发育成熟，这时胎儿所处的羊水环境也有所变化，原来的羊水是清澈透明的，现在由于胎儿身体表面绒毛和胎脂的脱落，以及其他分泌物的产生，羊水变得有些浑浊，呈乳白色。胎盘的功能也从此逐渐退化，到胎儿娩出即完成它的使命。

医院的B超超声检查报告单一般包括以下几方面内容：胎囊、胎头、胎心、胎动、胎盘、股骨长度、羊水。

①胎囊：胎囊只在怀孕早期见到。所以在最后一次B超检查时不会看到胎囊。

②胎头：轮廓完整为正常，缺损、变形为异常，脑中线无移位和无脑积水为正常。BPD代表胎头双顶径，怀孕到足月时应达到9.3厘米或以上。在怀孕第10个月时，双顶径的平均值为9.28±0.50厘米。

③胎心：有、强为正常，无、弱为异常。胎心频率正常为每分钟120次～160次。

④胎动：有、强为正常，无、弱可能胎儿在睡眠中，也可能为异常情况，要结合其他项目综合分析。

⑤胎盘：位置是说明胎盘在子宫壁的位置；胎盘的正常厚度应在2.5厘米～5厘米；钙化一项报告单上分为Ⅲ级，Ⅰ级为胎盘成熟的早期阶段，回声均匀，在30～32周可见到此种变化；Ⅱ级表示胎盘接近成熟；Ⅲ级提示胎盘已经

成熟。越接近足月，胎盘越成熟，回声不均匀。在怀孕第10个月时，胎盘已经成熟，其功能正在逐渐退化，所以B超检查的回声会不均匀。

⑥股骨长度：股骨长度是胎儿大腿骨的长度，它的正常值与相应的怀孕月份的BPD值差2厘米～3厘米，比如BPD为9.3厘米，股骨长度应为7.3厘米；BPD为8.9厘米，股骨长度应为6.9厘米等。在怀孕第10个月时，股骨长度的平均值为7.4±0.53厘米。

⑦羊水：羊水深度在2厘米～8厘米为正常，超过8厘米为羊水增多，少于2厘米为羊水减少。

最后一次的B超检查可以帮助准妈妈观察胎儿胎位、胎儿大小、胎盘成熟程度、有无脐带缠颈等，方便进行临产前的最后评估，做好产前的各种准备，所以这次B超是非常重要的。

 看懂羊膜镜检查单

羊膜镜检查主要是应用羊膜观察妊娠期或分娩期的羊水情况，从而判断胎儿安危的检查。这种检查主要用于高危妊娠以及出现胎儿窘迫的症状或胎盘功能减退的孕产妇的检测。如果出现了过期妊娠，或者胎膜早破但无羊水流出，或者羊膜穿刺术后疑有羊膜腔内出血等情况，都要进行羊膜镜检查。

羊膜镜检查主要根据羊水的状况来判断胎儿的状况。正常羊水清亮，无色透明，可见胎脂，胎发在羊水中呈束状，轻微的运动时还可看见白色光亮的胎脂片；如果羊水呈淡黄色，半透明，可见到胎脂，毛发隐约可见（羊水呈Ⅰ度浑浊），那么就会怀疑出现了胎儿窘迫；如果羊水呈红褐色，浑浊如肉汁状，表明胎儿已胎死宫内；如果羊水为粉红色或鲜红色，表明发生了胎盘早剥；如果羊水呈黄色或金黄色，表明孕妈妈和胎儿的血型不合，发生了胎儿宫内溶血症；如果羊膜镜检查可以直接看到胎儿先露部，前羊水囊塌陷，与胎儿先露部密接（前羊水消失），并且羊膜镜筒内有羊水溢出，那么表明发生了胎膜破裂，也有可能胎儿为无脑儿（头先露）。

05

本月孕妈妈经常出现的问题

孕妈妈在怀孕第10个月时，已经进入临产期。最后一个月时，孕妈妈要密切关注胎儿的状况，包括胎动情况和胎心情况。

关于胎儿出生的具体时间，孕妈妈不必纠结在预产期上，只要胎儿在预产期前后两周内出生都是正常的，但如果推迟两周后仍然没有临产迹象，孕妈妈就需要去医院了，查明具体的情况，看是否需要采取催产等措施尽快生下宝宝，否则胎盘过度成熟以致老化，也会危及胎儿的生命安全。如果某一天，孕妈妈突然感觉到腹部像针扎似的痛，并且这种疼痛间隔时间越来越短、疼痛越来越剧烈时，你的产程多半就已经开始了。一旦阵痛间隔时间小于30分钟，孕妈妈就要到医院做好待产准备了。

孕妈妈在怀孕第10个月时，要保持镇定放松的心情，做好迎接新生儿的准备，准备好换洗的衣物和婴儿用品，做好充分的思想准备，同时要注意避免出现胎膜早破、阴道出血等问题，在最后一个月一定要密切关注自身以及胎儿的情况，防止发生意外。

 过了预产期胎宝宝还没动静怎么办

很多孕妈妈都会遇到这个问题，到了预产期时胎儿还没有出生，这时孕妈妈们都会特别焦急。所谓预产期只是一个大概的日子，所以在预产期前3周或者预产期后2周进行分娩都属于正常情况。医学上划定超过预产期2周为过期妊娠。

当过了预产期胎儿还没有动静时，孕妈妈要进行自我监护，密切关注胎儿的情况。孕妈妈要密切关注胎动，感受胎儿的活动是否像往常一样，如果胎动减少或是明显不动，就要立即到医院去看医生。然而由于胎动没有规律可循，因此孕妈妈在听不到胎动的时候不要自己吓唬自己，胎儿睡醒的周期大概是40分钟，一般个小时左右不动，过一会儿就会出现胎动。如果孕妈妈感受不到胎动，还可以抚摸腹部，轻轻拍拍或轻轻摇晃，或者拍拍手，可以唤醒胎儿，再进行观察。当过了预产期以后，就要每三天到医院进行一次产检，产检时医生主要通过四步触诊了解胎儿大小、胎头下降的位置、羊水多少、胎动情况。

如果孕周超过43周孕妈妈还没有进行分娩，就要马上入院进行引产了。过期妊娠出现时，如果胎盘已经老化，会导致胎儿由于缺氧而窒息死亡，即使胎盘功能正常，也会影响胎儿的健康。在确诊是过期妊娠之后，医生会根据具体的检查结果让孕妈妈服用催产素。所以如果过了预产期，孕妈妈要及时到医院确认现在宫内胎儿的状态，选择正确的分娩方式。

与此同时，孕妈妈也要做一些准备工作，做一些运动如散步、爬楼梯、产前体操等，可以帮助胎儿入盆，使第一产程尽快到来。

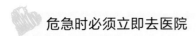

危急时必须立即去医院

1. 腹部剧痛

孕晚期如果孕妈妈突然感到下腹持续剧痛是非常危险的信号，有可能是胎盘早剥，也有可能是早产或子宫破裂的先兆，一定要及时就医，切不可拖延时间。胎盘早剥多发生在孕晚期，孕妇可能有妊娠期高血压疾病、慢性高血压病、腹部外伤等病史，典型症状为下腹部撕裂样疼痛，多伴有阴道流血；腹痛的程度与早剥面积的大小、出血量的多少、子宫内部压力的高低、子宫肌层是否破损等综合因素有关，严重者腹痛难忍、腹部变硬、胎动消失甚至休克。

2. 阴道出血

孕晚期如果出现阴道出血，即使只有少量出血，也要引起高度重视，立即就医，否则十分危险。此期的阴道出血一般都是胎盘异常所致，常见的是前置胎盘或胎盘早剥。正常情况下，胎盘应位于子宫体的前壁、后壁或侧壁，如果胎盘附着的部位过低，部分或全部附着在子宫颈口上，便会形成前置胎盘。在妊娠晚期，子宫开始不规律收缩或临产后，子宫下段会扩张，可使覆盖于子宫颈口的胎盘与子宫分离，从而引起出血。前置胎盘出血的特点是血色鲜红且不伴有腹痛，出血量的多少与胎盘覆盖子宫颈口的多少有关，覆盖得越多则出血越早，出血量也越大；反之，则出血晚些，出血量亦少些。

正常情况下，胎盘应在胎儿娩出后才与子宫壁分离。如果胎盘位置异常，孕妇又患有妊高征、外伤或羊水突然大量流出，会使胎盘在胎儿娩出前与子宫部分剥离，引起出血。这出血血色暗红并伴有腹痛，严重时剥离面血液可渗入子宫肌层，使孕妇腹部硬如木板。由于剥离的出血面与阴道不一定相通，常常阴道出血量与孕妇及胎儿面临的危重情况不相符合，常易掩盖真实、危急的病情。因此，孕妇一旦发生阴道出血并伴有腹痛，应引起高度重视，一定要马上去医院检查，以免发生危险。

3. 羊水流出

临近分娩，孕妇的阴道分泌物会增多，但如果突然感到有大量液体从阴道流出，能湿透内、外衣裤，似尿液，持续不断，时多时少，可能是发生了胎膜早破。正常情况下，生活在子宫中的胎儿被胎膜包裹着，胎膜平滑柔软，富有弹性，胎膜内充满了羊水。临产时，随着胎头的逐渐下降，胎膜会被挤破，使羊水流出来，起到润滑阴道和冲洗阴道的作用，这种现象称为"破水"。如果孕妇还没有进入正式的分娩阶段胎膜便发生破裂，羊水过早流出，称为"胎膜早破"，即"早破水"。

胎膜早破是一种异常的现象，会对分娩造成不利的影响。由于子宫腔过早打开并与外界相通，增加了子宫内感染的机会；羊水流尽，使胎儿失去了缓冲物质，子宫收缩时可直接压迫胎儿，造成胎儿窘迫，甚至死亡。孕妇如果发现自己胎膜早破千万别慌张，最好马上平卧于床上，并将臀部抬高，以减少羊水流出，局部应使用消毒会阴垫，家人应该用担架或救护车立即将孕妇送往医院。

孕晚期阴道出血怎么办

孕晚期阴道出血，通常是指孕妈妈在怀孕28周后的阴道出血，出血的原因通常都跟胎盘有关系，最常见的原因是前置胎盘和胎盘早期剥离。前置胎盘的主要特征是在妊娠晚期通常会发生无原因、无腹痛、反复发生的阴道出血或一次多量出血。引起妊娠晚期阴道出血的原因还有在胎儿娩出前胎盘早期剥离，正常位置附着的胎盘从子宫壁分离，也是妊娠晚期发生的伴有腹痛的阴道出血的一种急症。前一种为无痛性出血，出血量常常较多，甚至会导致孕妈妈发生休克，后一种是伴有腹痛的出血。发生妊娠晚期阴道出血后，不管是哪一种出血，都要及时到医院请医生进行诊断和治疗，必要时采取手术抢救，以免造成严重后果。

阴道出血后，要及时到医院查明胎盘的位置，如果出现了完全性的前置胎盘，或者中央性前置胎盘，胎盘完全盖住了子宫口，孕妈妈在妊娠不到36周时阴道就会发生大出血，而且不仅仅是阴道出血，出血量还比较多。这种出血在临床上常常被迫提早终止妊娠。在妊娠晚期子宫会发生变化，尤其是挨近宫口的一部分要开始逐渐拉长，宫壁本身要有一个逐渐拉长的变化，如果胎盘正好附着在这个宫位，胎盘不能发生相应的变化不能拉长，势必造成胎盘和子宫壁的错位，这种错位导致胎盘和子宫剥离，造成出血。胎盘的位置盖住宫口的位置越大，出血就越严重，因此要及早终止妊娠。必要时，孕妈妈如果不能自然分娩，要进行剖宫产手术分娩。

胎膜早破怎么办

孕妈妈在分娩过程中，胎膜破裂属于正常现象，只有胎膜在分娩前破裂，胎儿才能正常娩出。在分娩过程中，如果胎膜迟迟不破会阻碍产程的进展，这时医生会及时给予破膜。如果发生了胎膜早破，孕妈妈不必惊慌，但是必须及时入院治疗，保证卧床休息。如果胎膜破裂时胎头还未进入骨盆，孕妈妈在卧床休息时要注意抬高臀部，以防脐带脱垂；与此同时要严密观察羊水性状，孕妈妈也要认真感觉胎动情况，防止胎儿在宫内发生缺氧。胎膜破裂后，医生会酌情给予抗生素预防感染，还会根据具体情况，进行相应处理。孕妈妈此时要积极配合医生，争取能够顺利进行分娩。

胎膜破裂的治疗原则是一旦确诊，就要根据患者的具体情况选择终止妊娠的方法，选择自然分娩或者剖宫产，但不论是哪种情况，破膜一旦超过12小时，就要预防性地应用抗生素，避免发生感染。

如果在接近预产期时发生了胎膜早破，这时胎儿已经发育成熟，如果没有出现胎位异常、脐带脱垂、骨盆狭窄的情况，而且胎儿头部先露，一般不会影响分娩的进程，孕妈妈可以经阴道自然分娩。如果在破膜12小时后孕妈妈还没有开始分娩，而且胎位情况也正常，胎儿的先露部位为头部，此时可以在医生的帮助下进行引产。如果不能保证引产的顺利进行，就要立即进行剖宫产，手术后立即给予有效的抗生素预防感染。如果距预产期还有很长的时间就发生了胎膜早破，而且胎儿由于发育不成熟不能进行分娩，孕妈妈又迫切要求进行保胎，医生会在排除感染的情况下进行保胎治疗。在这过程中，要严格密切地观察孕妈妈的身体状况，包括体温、脉搏、子宫有无压痛、流出的羊水有无臭味。除此之外，还要密切观察胎儿的状况，包括胎心胎动的变化，适当地给予胎儿无害的抗生素药物进行治疗。同时孕妈妈要保持外阴清洁，避免不必要的肛肠检查或阴道检查。一旦发现胎心不规律，或有感染可能，应终止妊娠。

06

孕10月营养建议

 增加能量摄入

除了母体代谢加快、组织增大和胎宝宝快速生长发育外，胎宝宝开始在皮下和肝脏储存糖原和脂肪。因此，准妈妈需要增加热量的摄入，应该在非孕基础上每日增加836千焦（200千卡）热量。

 对钙的需求量明显增加

虽然准妈妈在怀孕的整个过程中都需要补钙，但怀孕晚期的准妈妈对钙质的需求量明显增加。同时，胎宝宝的牙齿和骨骼的钙化速度也在加速。胎宝宝体内一半的钙质都是在怀孕的最后两个月储存的。这一时期，胎宝宝骨、牙齿的钙化速度明显加快，至出生时，全部乳牙均在牙床内形成，第一恒磨牙也已钙化。胎儿时期钙、磷的摄入量对其一生牙齿的整齐、坚固起着很大的决定作用。如果孕晚期钙、磷供给不足，胎宝宝就会从母体的骨、牙齿中争夺大量的钙、磷以满足自身的需要，很可能导致准妈妈产生骨质软化症。同时，胎宝宝也可能产生先天性佝偻病或缺钙抽搐。中国营养学会建议孕晚期准妈妈每日应该摄入钙1500毫克。而且，补充钙质有助于预防准妈妈发生妊娠高血压综合征。

维生素D缺乏会引起血钙下降，不仅准妈妈发生骨质软化，胎宝宝也可发生骨骼钙化障碍和牙齿发育缺陷，甚至引起先天性佝偻病。

第12章

产后42天的新妈妈和宝宝需要注意

01

产后检查，新妈妈健康的保障

新生命的诞生，新妈妈和全家人都沉浸在欢乐中，但是也不要忘记做最后一次检查。产后检查可以帮助新妈妈及时发现身体隐患，防患于未然，而且这对于宝宝的健康成长也很重要。

新妈妈在分娩后的一段时间，身体各系统都处于恢复时期，而这一时期新妈妈会很容易感染一些潜在的病变，即使分娩过程很顺利，也可能在新妈妈的体内潜伏一些不良病变，如果没有进行及时的检查，一些病症很有可能会继续恶化，影响以后的生活。所以，为了新妈妈和宝宝的健康着想，在产后42天，新妈妈一定要进行产后检查，及时查明潜在病症，及早进行治疗。

 进行产后检查的时间

产后检查一般安排在产后42～56天完成。

新妈妈在分娩后需要一段时间来恢复身体，而产后42天是最佳检查时间。新妈妈在分娩后，身体必定会发生许多的变化，包括体内激素水平、身体体质等，都和非孕状态不一样。所以产后的新妈妈在经过一段时间的身体恢复后，才能使生殖器官及全身（除乳房外）恢复到孕前状态，而这种生理变化大约需42天才能完成，所以进行产后检查的时间是分娩后42天。

产后检查有哪些项目

产后检查是新妈妈健康的重要保障。产后主要的检查项目有体重、血压、尿常规、血常规、盆腔器官检查以及避孕指导等。

①测量体重。体重是人体健康状况的基本指标，过重或过轻都属于非正常的表现，一旦超过限度会带来很多健康隐患。这是一个简单的检查项目，但是一定不要忽视。体重测量可以监测新妈妈的营养摄入情况和身体恢复状态，时刻提醒新妈妈注意，随时关注自己的体重，均衡饮食，防止不均衡的营养摄入和不协调的活动量危害身体健康。

②测量血压。成人的正常血压是120/80mmHg。新妈妈在怀孕前的血压、怀孕时的血压以及产后的血压是不一样的。大多数情况下，新妈妈在产后一般血压都会恢复到孕前水平。如果血压还没有恢复正常，应该及时查明原因，对症治疗。

③尿常规。如果在怀孕期间患有妊娠中毒症或者自我感觉小便不适的新妈妈，需要做尿常规检查。一方面检查妊娠中毒症是否已经恢复正常，另一方面可检查出小便不适的新妈妈是否有尿路感染等。

④血常规。妊娠合并贫血及产后出血的新妈妈，要复查血常规，如有贫血，应及时治疗。如果出现高热等症状的新妈妈也需要进行血常规的检查，便于确定身体是否有炎症。

⑤盆腔器官检查。盆腔器官检查，是产后42天检查中最为重要、最能看出新妈妈产后恢复情况的一项。看子宫是否恢复正常、阴道分泌物的量和颜色是否正常、子宫颈有无糜烂、会阴和阴道的裂伤或缝合口是否愈合等。剖宫产术后者，应注意检查腹部伤口愈合情况，以及子宫与腹部伤口有无粘连。

⑥乳房检查。产后的乳房由于充满乳汁会变得非常丰满并且娇嫩，但其实乳房常常抵不住一些伤害，哪怕是轻微的伤害，乳胀、乳房疼痛等常常会困扰新妈妈，严重的可能感染乳腺炎，威胁乳房健康。乳胀、乳房疼痛还会影响泌乳系统，造成乳汁滞流，而乳房分泌的乳汁又直接影响着宝宝的健康。

因此，给乳房做检查，不仅是对新妈妈的保护，对宝宝的健康成长来说也是一道保障。

⑦避孕指导。这一项是产后复查中特有的。"哺乳期"并非"安全期"。新妈妈一定要采取有效的避孕措施，再次怀孕对于正在恢复中的身体来说是十分有害的。至于采取什么样的避孕措施，新妈妈可以充分地利用这次检查的机会向妇科医师进行咨询，然后采用最适合自己的方式来避孕。一般对于哺乳的新妈妈，不能通过吃避孕药来避孕，而选择避孕套和上节育环是不错的选择。顺产的新妈妈3个月后可以上环，剖宫产则需要半年之后。

02
宝宝的体检

　　产后42天，除了新妈妈要进行检查外，宝宝也要进行检查。宝宝在42天的健康检查，既能够监测新生宝宝的目前状况，又能够对宝宝今后的健康养育起到一个至关重要的指导作用。所以，在宝宝出生后的42天时，要对宝宝进行第一次体检，检查项目主要有常规检查和神经系统检查两大项。

　　为了确保宝宝满月后的第一次体检能够顺利进行，妈妈要跟医生提前预约，确认进行检查的时间，尽量避免高峰时间段。除此之外，也要提前准备好需要携带的东西，包括户口簿、宝宝的出生证明、爸爸妈妈的身份证、宝宝的病历本等，有的医院还需要带疫苗接种记录。妈妈最好随时记录下宝宝平时在家的详细健康状况，宝宝年龄越小，记录就应越详细，比如宝宝的胃口情况、大便情况、有无腹泻等，方便医生询问时回答。

　　妈妈带宝宝进行体检时，最好是在宝宝精神状态较好的情况下，宝宝情绪好才能配合医生检查。体检的前一天晚上，妈妈最好给宝宝洗个温水澡，换上干净的衣服或内衣。体检时穿的衣服最好宽松些，便于穿脱，连体衣最好不要穿，会给医生带来麻烦，可以穿裤头、背心。

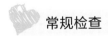 **常规检查**

　　常规的检查项目主要有测量身高、体重、头围、胸围等。

　　测量身高时，要使宝宝保持良好的情绪，积极与医生配合。测量前，依次把宝宝的鞋子、袜子、尿布脱去，平躺在测量台上，让宝宝把腿伸直，不要蜷曲，避免影响测量结果。宝宝第一次体检时，身高的正常范围是：男宝宝为58.5±2.4厘米，女宝宝为57.1±2.3厘米。为了使宝宝能够健康地生长，一定要保证宝宝营养的吸收既全面又均衡，并且睡眠充足，同时每天也要稍微做做运动。

测量体重时，由于这时的宝宝比较小，还不能用标准人体磅秤测量，所以一般医生会用专门的测量婴儿的体重计进行测量，形状类似于托盘，只要把宝宝放在托盘里就可以进行体重测量了。体重的正常范围是：男宝宝为5.62±0.63千克，女宝宝为5.12±0.60千克。这时不能只关注宝宝的体重，还要关注宝宝体重增长的速度。有的宝宝出生时体重比较轻，但是增长速度已达到正常水平，尽管测出的体重还没有达到参考标准，爸爸妈妈也不用太过担心，宝宝的生长发育很正常。而有些宝宝出生时体重本来就重，虽然这次体检达到参考标准，但增长速度较慢，爸爸妈妈也需要明确原因，采取适当的应对措施。

测量头围时，医生会用皮尺过宝宝两眉弓、枕骨凸绕头一周测量，所得即头围。头围的正常范围是：男宝宝为38.6±1.2厘米，女宝宝为38.0±1.2厘米。如果宝宝出生时头围就比正常小，而后头围增长速度也很慢，甚至停止生长，就要怀疑是否有脑发育不良或头部畸形的可能。

测量胸围时，医生会用皮尺过宝宝两乳头及两肩胛骨下缘绕胸一周，测量宝宝的胸围。医生也会用听诊器在宝宝胸部听一下。医生这样做的目的主要是评价宝宝胸部的发育状况。宝宝胸围的大小与体格锻炼及营养有关。所以，新妈妈要经常给宝宝做被动操，锻炼他的肌肉和骨骼，比如扩胸运动可以促进宝宝胸肌发达，带动胸廓和肺的发育。平时妈妈也不要给宝宝穿过于紧身的衣服，宝宝生长发育比较快，衣服不知不觉就小了，妈妈应该适时地给宝宝买大小合适的衣服。

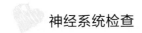 **神经系统检查**

对宝宝进行神经系统检查，能够及时发现其神经系统是否存在问题，保证宝宝能够正常健康地成长。但是由于宝宝的神经系统正处于生长发育阶段，再加上新生儿的情绪有些不稳定，在检查时不能很好地配合医生，所以，医生在对宝宝进行神经系统检查时，需要灵活应对。

对宝宝进行神经系统检查，一是检查宝宝的运动发育能力，二是检查宝宝的神经反射。

检查宝宝的运动发育能力时，主要检查宝宝固定和活动头部的能力。一是竖头，把宝宝扶坐，拉住他的手臂，使他坐直，看他是否能够自己通过颈部的力量，将晃动的头部竖直固定住。二是趴着抬头，让宝宝俯卧，看他是否能够依靠肩部和颈部的力量抬起头来。

检查宝宝的神经反射时，主要是检查出生反射的消失和行为反射的建立。出生反射的消失，如拥抱反射、觅食反射、握持反射等，这些反射应该在宝宝出生后3个月内消退。这些反射的消退，是大脑发育的表现。如果大脑没有得到继续的发育，这些反射就会一直存在。因此，出生反射的消失，是检测大脑发育的一个指标。行为反射的建立主要是看宝宝是否能够集中注意力、是否能够注视人、是否能够对喜欢的物体追视。

其他检查

给宝宝做体检时，还可能会进行血常规的检查。但由于宝宝还很小，又比较柔嫩，胳膊上的血管很不好找，所以医生一般都是采手指血，但即使是采手指血，因为宝宝太小又爱乱动，所以在采血时一定要安抚好宝宝。

验血的目的是检查宝宝是否患有贫血或者缺钙。新生儿常见的贫血是缺铁性贫血，如果是母乳喂养的话，妈妈可以吃一些含铁多的东西，比如木耳、红枣等，或者在医生指导下给宝宝喝点补铁的制剂。宝宝满月后可以抱出去晒太阳，以促进钙的吸收。

在采血后，妈妈要照顾好宝宝。妈妈需要用棉签在宝宝扎针处按压3~5分钟进行止血，切记不要揉，以免造成皮下血肿。抽血后要避免宝宝剧烈运动，妈妈观察宝宝有无其他不适反应。妈妈应在24小时尽量保持宝宝采血手的清洁卫生，不应当给宝宝洗澡。如果局部出现瘀血，一般会自行吸收，如果瘀血较多，可用生土豆片贴瘀血部位或24小时后用温热毛巾湿敷。

此外还要进行颈部、胸部、腹部、臀部、生殖器及肛门、四肢的检查。

进行颈部检查时，主要是检查宝宝有无斜颈、活动是否自如。用手指由内向外对称地摸两侧，感觉有无锁骨骨折。

进行胸部检查时，观察胸部两侧是否对称，有无隆起，呼吸动作是否协调，频率应在30次/分钟~45次/分钟，有无呼吸困难。用听诊器听肺部的呼吸音。

进行腹部检查时，先看有无胃蠕动波和肠型，然后用手轻轻抚摸，感觉是否腹胀及有无包块。脐部有无脐膨出，残端有无红肿及渗液。

进行臀部检查时，主要是看皮肤是否光滑，注意是否存在脊柱裂。

进行生殖器及肛门检查时，注意有无畸形，男宝宝的睾丸是否下降至阴囊。

进行四肢检查时，查看有无多指或并指（趾），双大腿能否摊平，以了解有无先天性髋关节脱位。

03

产后42天检查经常出现的问题

在做产后检查时，医生会问新妈妈一些问题，并结合新妈妈的实际情况进行检查，以确定新妈妈产后的恢复状况。由于新妈妈在产后的免疫系统不如以前，而且需要一段时间的恢复。而在这段时间内，新妈妈很容易出现一系列的感染，如乳房很容易发生乳腺炎，子宫也容易引发子宫内膜炎等炎症，还有可能患有某种疾病，如高血压、糖尿病等。由于此时新妈妈身体的抵抗力很弱，为了避免病情的恶化，一定要重视产前检查，及时发现问题，及时解决。

 B超检查子宫复旧不全怎么办

产后子宫复旧不全也称产后子宫复旧不良，主要是指新妈妈在产后6周，子宫还没有恢复到孕前状态。导致子宫复旧不全的原因有很多，如由于部分胎盘、胎膜的残留；子宫过度后倾，后屈，影响恶露排出；多胎妊娠、羊水过多，胎盘过大；也有可能是因为怀孕过程中患有子宫肌瘤或子宫肌腺瘤，也会使子宫复旧功能受到障碍。

当子宫复旧不全时，要对新妈妈给予子宫收缩剂进行治疗。最常用的药物有：麦角新碱（ergometrine）0.2毫克～0.4毫克，每天肌内注射2次；缩宫素（oxytocin）10U～20U，每天肌内注射2次；麦角流浸膏2毫升，每日3次，口服；益母草颗粒剂2克，每日3次，冲服；生化汤25毫升，每日2～3次，口服；产复康冲剂20克，每日3次，冲服。以上各药至少应连续用2天。如果在给予子宫收缩剂时伴有炎症，那么还要使用抗菌消炎药，如磺胺类药物。子宫后倾较严重的新妈妈，还可以采用膝胸卧位的方法，每日1～2次，每次10～15分钟。新妈妈在产后应避免长时间仰卧位，要尽早下床活动。

如果确诊为部分胎盘残留或大部分胎膜残留所致子宫复旧不全时，因常伴有子宫内膜和（或）子宫肌层轻度感染，所以应该先口服头孢氨苄1克和甲硝唑0.2克，每日4次，口服，连服2天后再行刮宫术，以免发生感染扩散。要全面彻底地刮除残留组织及子宫蜕膜，以达到止血和进行病理检查的双重目的。除此之外还应注意排除子宫绒毛膜癌。手术后应给予子宫收缩剂促进子宫收缩，并继续应用广谱抗生素1～2天。如果子宫复旧不全的病因为子宫肌壁间肌瘤，在应用子宫收缩剂治疗一段时间后没有显著效果，而阴道仍持续大量地流血，那么这时就要考虑切除子宫。

携带乙肝病毒的妈妈能进行母乳喂养吗

携带乙肝病毒的孕妈妈并不一定会传播给新生儿，是否导致胎儿、新生儿感染乙肝病毒，首先取决于孕妈妈携带乙肝病毒的复制程度和母体的基因缺陷。

乙肝母婴传播主要是通过以下三种途径。第一种是宫内传播，胎儿在孕妈妈体内通过血液循环而感染乙肝病毒，这种方式引起的感染约占5%，母婴阻断失败主要发生在宫内感染的病例。第二种是产程传播，即在分娩时胎儿的皮肤、黏膜擦伤或胎盘剥落时，妈妈血液中的病毒通过破裂的胎盘进入脐带血，进而进入新生儿体内。这一过程感染的可能性最大，也最为多见。第三种是分娩后宝宝与妈妈的密切接触，也可传播乙肝病毒。乙肝病毒大多通过胎盘造成胎儿宫内感染。临床研究表明，对乙肝表面抗原阳性的孕妈妈从怀孕20周起多次肌注乙肝免疫球蛋白，新生儿出生时乙肝表面抗原均未检出阳性，这是因为孕妈妈从怀孕20周起胎盘主动从母体转输一种抗体给胎儿。乙肝免疫球蛋白是针对乙肝病毒的保护性抗体，能够在血液及细胞中或在黏膜表面与侵入胎儿体内的乙肝病毒中和，并逐渐清除，使其无法进入肝细胞内生长繁殖，保护率达90%～95%。

携带乙肝病毒的妈妈可以到医院做母乳检查，查清母乳中乙肝病毒的浓度，但是医生一般不建议乙肝"大三阳"妈妈进行母乳喂养，因为乳汁中含较高浓度的乙肝病毒颗粒，对宝宝具有传染性。而乙肝"小三阳"妈妈，乳汁中乙肝病毒含量较低，如果宝宝注射了乙肝疫苗和乙肝免疫球蛋白，而且妈妈的乳房无破损，那么就可以进行母乳喂养，但在喂奶前妈妈要用肥皂、流水洗净双手。

产后要警惕妇科炎症

新妈妈在分娩后身体抵抗力明显下降，在分娩过程中，细菌很有可能会进入女性阴道甚至是宫颈内，从而导致女性感染妇科炎症。常见的妇科炎症有盆腔炎、附件炎、宫颈炎等，所以在产后一定要特别注意，一旦出现妇科炎症症状，要及时医治，可以选择用康妇消炎栓进行药物治疗，直肠给药，黏膜吸收，药物直达病灶，减少胃肠刺激，避免肝、肾不良反应。

新妈妈在产后，一定要注意卫生安全，尽量穿着纯棉内裤，并且勤换洗，日常生活中养成良好的卫生习惯，有条件的话，每晚睡前用清水清洗外阴，而且清洗外阴的用具要专人专用，也要保持干净卫生，尤其要注意的是不要滥用抗生素。保持心情愉快也是增进免疫力的好方法。另外，平常的生活作息也要正常，这样才能让免疫系统正常运作。

妈妈产后一定要警惕三种妇科炎症，分别是子宫内膜炎、剖宫产后的伤口发炎和乳腺炎。子宫内膜炎通常发生在产后的2周左右，剖宫产后的伤口发炎通常发生在手术后的1～2周，乳腺炎通常发生在产后的第10～14天。

子宫内膜炎通常是由于剖宫产、过长的产程及破水时间、生产过程中的伤害、产妇贫血等原因引起的，子宫内膜炎是产褥期最常见的发热原因，该炎症的发生率约为3.8%。如果出现了子宫内膜炎，治疗仍以抗生素治疗为主，而且在治疗过程中要特别注意到对青霉素有抗药性的细菌。如果临床治疗效果不明显，则需要多方考虑抗生素的使用药物方向。

产妇在进行剖宫产时，由于剖宫产的伤口比自然生产要大，所以出血量也会随之增加。而且开刀时间越长，出血量就越多，伤口受感染的机会就会增加。剖宫产手术后，伤口愈合时间比自然生产更久，此外子宫上留下一道伤口疤痕，这一伤口，在下次的妊娠过程中，有可能造成伤口裂痕或子宫破裂，而且一旦发生，产妇及胎儿之死亡率很高。如果剖宫产伤口发炎了，要视伤口状况决定治疗方法。如果伤口发炎处较小，可以考虑使用口服抗生素治疗。如果伤口发炎处较大，则必须考虑除了口服抗生素外，要施行伤口扩创手术，勤换药，以及后续的伤口重新缝合手术治疗。

乳腺炎是由金黄色葡萄球菌引起的，致病菌通常来自婴儿的口、鼻，然后驻居在母亲的乳头及乳晕处。当乳头有病变或裂隙时，致病菌就会上行至泌乳系统，造成乳汁的滞留，形成细菌生长的媒介物。真正的乳腺炎，与乳管阻塞而致的乳房局部发炎是不同的。前者是由细菌造成的感染，需加治疗以控制病情，后者是良性症状，只要施予乳房按摩及勤加喂食即可改善。病理上，乳腺炎尤以初产妇多见，主要发病原理是产后身体抵抗力下降，易使病菌侵入、生长、繁殖。新妈妈在产后如果患了乳腺炎，一般给予的治疗主要包括卧床休息、热敷、水分摄取及抗生素治疗。通常乳房的奶水被吸出来后，输乳管阻塞或乳腺炎会在一天内改善。如果症状非常严重，已有明显的发热和疲惫症状，或是乳头也有破皮皲裂的状况，或在奶水被吸出后24小时内仍未改善时，需要请医师看诊。一旦使用药物，即使症状改善了，也一定要吃完一个疗程，如果提早停药，可能会复发。如果是化脓，可以局部麻醉做切开引流，并不需住院。外科医师在切伤口时，会尽量远离乳晕，以免影响哺乳。处理的那一侧仍可哺乳，如果医师不建议哺喂，或是妈妈也不想哺喂该侧，对侧的乳房仍可持续哺乳。

同时，新妈妈在产后的日常生活中也要多加注意。

①产后未满50天绝对禁止房事。

②新妈妈在生产后要保证绝对卧床休息，如果发现产后恶露不尽，要注意

阴道卫生，可以每天用温开水或1：5000高锰酸钾溶液清洗外阴部。选用卫生纸时要保证质地柔软，而且要经过严格的消毒处理，经常换卫生巾和内裤，防止发生感染，减少邪毒侵入机会。

③新妈妈在产后要卧床休息静养，同时避免情绪激动，保持心情舒畅，必要时可接受心理辅导，消除思想顾虑，亲属也应特别注意不要给产妇精神刺激。

④保证居住环境的干净卫生和室内空气的流通，祛除浊秽之气，但要注意保暖，避免受寒。如果为血热证者，则衣服不宜穿得过暖。

⑤在饮食方面，针对由不同原因导致的恶露不绝，采用有针对性的食谱进行食疗。属血热、血瘀、肝郁化热的产妇，应加强饮料服食，如藕汁、梨汁、橘子汁、西瓜汁，以清热化瘀。脾虚气弱的产妇，当寒冷季节到来时可增加羊肉等温补食品。肝肾阳虚的产妇，可增加滋阴食物，如甲鱼、龟肉等。饮食总体上来说以清淡为主，忌生冷、辛辣、油腻、不易消化食物。为了避免温热食物助邪，可多吃新鲜蔬菜。如果产妇气虚，可以服用鸡汤、桂圆汤等补气。如果产妇血热，可以多吃梨、橘子、西瓜等水果，但要注意温服。要注意加强营养。

⑥症状出现缓解，身体也在逐渐恢复时，产妇可以适当地起床活动活动，有利于气血的运行和胞宫余浊的排出。

 如何预防产后乳腺炎

产后乳腺炎是产褥期常见的一种疾病，大多数为急性乳腺炎，常发生于产后3～4周的哺乳期妇女。而6个月后的婴儿开始长牙，这个阶段乳头也容易受到损伤，应该小心预防。而断奶期更要警惕急性乳腺炎的发生。急性乳腺炎的致病菌多为金黄色葡萄糖球菌及溶血性链球菌，经乳头的裂口或血性感染所致。

预防产后乳腺炎，要从产前就开始注意保护乳房。孕妈妈在怀孕末期时就要用温水清洗乳头，这样可以增强乳房皮肤的柔韧性和抵抗力，有助于挤出乳管内的脂栓。如果在妊娠过程中就出现乳头内陷，那么就需要用手挤出乳头，或者运用自我按摩或吸引牵拉的方法纠正乳头。

新妈妈在产后也要注意预防产后乳腺炎。

如果采用母乳喂养，就要保证母乳喂养时的姿势正确，同时还要保证宝宝的吸吮方式正确，不要让宝宝只含到乳头而造成乳头皲裂，从而导致细菌沿着皲裂的乳头进入乳腺管引起急性乳腺炎。哺乳时一定要让宝宝吃空一侧乳房再吃另一侧，不要两边乳房交替吃，以防宝宝长时间吃不到后奶引起乳汁淤积造成急性乳腺炎。如果妈妈的奶很充足，宝宝只吃一边就饱了，另一边又很胀，就一定要把胀的一边乳房的乳汁挤掉，不要留在乳房里，避免形成硬结，造成急性乳腺炎。同时养成定时哺乳的习惯，不让宝宝含着乳头睡觉。在喂宝宝前最好用清水擦洗乳头，保持乳头的清洁卫生。

新妈妈在产后也要注意睡眠姿势的选择，尽量侧睡与仰躺睡交替进行，千万不要趴着睡，趴着睡会挤压乳房，从而引起乳汁淤积造成急性乳腺炎。不宜穿戴有钢托的胸罩，妈妈的乳汁会时常不经意地流出，加上因乳房有乳汁充盈造成乳房下垂，这时候新妈妈最好戴专门的哺乳胸罩，以防带有钢托的胸罩挤压乳腺管造成局部乳汁淤积引起急性乳腺炎。

除此之外，也要注意饮食的调整。新妈妈应该多吃清淡且富于营养的食物，多吃新鲜的蔬菜瓜果，如西红柿、丝瓜、黄瓜、鲜藕、橘子等，忌食辛辣、刺激、荤腥油腻之品。乳腺炎的成脓期，应少吃有"发奶"作用的汤水，避免病情加重。适宜多吃具有清热作用的蔬菜水果，如番茄、青菜、丝瓜、黄瓜、绿豆、鲜藕、金橘饼等。海带具有软坚散结的作用，也可以多吃些。同时也要保持心情愉悦、情绪舒畅。

得了产后抑郁怎么办

产后抑郁症也称为产后忧郁症，是一种特殊的心理疾病，抑郁通常会被形容为感到悲哀、沮丧、不快乐、痛苦或是消沉。产后抑郁是指新妈妈在分娩之后出现的抑郁症状，是产褥期精神综合征中最常见的一种类型，通常是在产后6周内第一次发病。

新妈妈一般在产后经常会感到疲惫，但是患有抑郁症的妈妈会认为这种疲惫是一种病。此外，新妈妈还会感到食欲不振，通常会没有心情吃饭，而且压力也很大，有时会通过暴饮暴食来降压，在因暴食而导致肥胖后又会感到内疚和不安。在照顾宝宝时会常常因为不懂得照顾而感到焦虑，担心宝宝的健康。患有抑郁症的妈妈通常会睡不好觉，会有或轻或重的睡眠障碍，这主要表现为很难入睡。当新妈妈在产后患有抑郁的时候，要引起足够的重视，否则会造成女性的精神失常，威胁到正常生活以及健康。

当新妈妈在产后患有抑郁的时候，最重要的是要进行心理健康方面的调节。在孩子出生以后，妈妈要以坦然的心态接受生活上的改变，可以多听听音乐看看书，转移注意力，也可以培养自己的兴趣爱好，通过做自己喜欢的事情来忘记烦恼。如果自我调节之后，抑郁没有明显改善的话，可以尝试在心理医生的帮助下进行心理疏导，改善不良情绪和不正确的认知。也可以多多地与家人沟通，表明自己的想法，尽量让家人明白自己的心理变化，和家人多多聊天，缓解自己的低落心情。产妇也可以适当地做做运动，带着宝宝多散散步，做好妻子和母亲的角色转换，认识到养育后代的重要性，也可以与他人分享自己为人母的喜悦。在饮食方面也要注意不偏食、挑食，保证饮食的营养丰富，多吃新鲜的水果和蔬菜。如果产妇的抑郁状态在经过一段时间的心理治疗后没有明显的改善，就要进行药物治疗了，及时在医生的指导下服用抗抑郁类药物，不要轻视抑郁症的危害性。

当然，除了产妇自身要努力积极进行治疗外，家人也要全力支持产妇，给予充分的理解和关心，创造安静的家庭缓解，不给产妇太多的压力，帮助她适应产后的生活，密切关注她的情绪变化，出现异常时及时进行干预，以防情况继续恶化。